| | |
|---|---|
| 目的と対象 | I |
| 解剖学的事項 | II |
| 治療成績の表示 | III |
| 治　療 | IV |
| 臨床病期分類およびその付属事項 | V |
| 部位別臨床病期分類およびその付属事項 | VI |
| 病　理 | VII |
| 内視鏡所見による頭頸部領域の部位・亜部位 | 付1 |
| 治療後機能の判定基準 | 付2 |
| 頭頸部悪性腫瘍全国登録　登録要領 | 付3 |
| 頭頸部悪性腫瘍全国登録 | 付4 |

# 頭頸部癌取扱い規約

General Rules for Clinical Studies on Head and Neck Cancer

## 第 6 版
[補訂版]
2019年12月

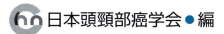日本頭頸部癌学会●編

December 2019（The 6th Edition, Revised Version）
Japan Society for Head and Neck Cancer

金原出版株式会社

# 第 6 版補訂版 序

　UICC TNM 分類第 8 版が発表されたのを受け，『頭頸部癌取扱い規約 第 6 版』第 1 刷を 2018 年 1 月 30 日に発刊した．その後，同年 5 月 25 日に UICC から口唇および口腔の T 分類，原発不明-頸部リンパ節に関しての修正が出されたのを受け，『頭頸部癌取扱い規約 第 6 版』第 2 刷では正誤表を用い修正に対応した．

　一方，全国がん登録事業では UICC TNM 分類に基づいて登録が行われることとなり，各種癌取扱い規約の記載法の統一および各規約の病期分類と UICC TNM 分類との翻訳性を可能にする横断的な取扱い規約が必要となった．この領域横断的ながん取扱い規約の作成は 2014 年より日本癌治療学会において本格的に開始され，2019 年 9 月 30 日に『領域横断的がん取扱い規約 第 1 版』として発刊された．このなかでの頭頸部癌に関する記載は『頭頸部癌取扱い規約 第 6 版』第 1 刷を基にしているが，UICC からの修正は反映されたものとなっている．

　以上のような背景から本取扱い規約においても UICC の修正を反映した改訂が必要となったこと，またこの機会に国内外で広く用いられている ACHNSO，AAO-HNS による頸部リンパ節のレベル分類を追加記載したことが補訂版とした理由である．本改訂に際してご協力を頂いた各委員の先生方に感謝の意を表する．

　会員諸氏には活用して頂き，ご意見を頂戴できれば幸いである．

2019 年 12 月

日本頭頸部癌学会
規約委員長　　林　　　隆　一

# 第6版 序

『頭頸部癌取扱い規約』は1982年12月の初版以来，UICC（Unio Internationalis Contra Cancrum）のTNM国際分類を用いてきた。今回の改訂はUICC第8版が発表されたことによる。従来，腫瘍の解剖学的な広がりを基に分類がなされていたが，近年の頭頸部癌に関する研究で解明されたことを反映し，予後予測に重点を置いた分類に変更がなされたことが特徴であり，AJCC（American Joint Committee on Cancer）の影響を強く受けたものといえる。主な変更は，咽頭癌においてHPV関連の有無で分類した点，N分類において節外浸潤の有無を追加している点，口腔癌のT分類において深さの概念DOI（Depth of invasion）を加えている点である。また，原発不明癌が新たに追加され，EBV陽性は上咽頭癌の分類を適応することとなった。別項ではあるが，「Skin Tumours」および「Tumours of Bone and Soft Tissues」においても，UICC第8版では頭頸部が独立して分類された。別項で新たに分類された頭頸部の皮膚癌および骨・軟部組織腫瘍については，適宜原本を参照されたい。

　第6版ではUICC第8版に準じて改訂を行い，治療および病理の項について内容を更新した。表在性腫瘍病変の発見機会の増加と経口的手術の普及に伴い，経口的切除の術式および内視鏡による部位・亜部位分類についての図譜を追加した。肉眼型の記載については『食道癌取扱い規約』との整合性を保つよう配慮している。甲状腺癌についてはUICC分類を記載するのみとし『甲状腺癌取扱い規約』に準ずることとした。また，表在癌の取扱いについては適宜，学会HPの「頭頸部表在癌取扱い指針」を参照されたい。

　頭頸部悪性腫瘍登録は2012年より再開されたが，事業の能率性と利便性を図るため，従来のウェブ登録に加え，データマネージメント業務を行うデータセンターが新たに設置された。登録システムの整備および本改訂に伴い，登録要領，全国登録集計データも更新している。

　2018年診断症例より院内がん登録はUICC第8版を使用することになっており，十分な時間のない中での作業であったが，各委員の協力により迅速にまとめることができた。作成にご協力いただいた取扱い規約委員会，病理委員会，表在癌委員会の各委員の先生方に心より感謝の意を表する。

2018年1月

日本頭頸部癌学会

規約委員長　林　　隆一

# 日本頭頸部癌学会

第6版補訂版規約委員会
- 委員長　林　　隆一
- 委　員　尾尻博也　　折舘伸彦
- 　　　　近松一朗　　塚原清彰
- 　　　　中村誠司　　西村恭昌
- 　　　　松浦一登　　三谷浩樹

第6版規約委員会
- 委員長　林　　隆一
- 委　員　落合淳志　　折舘伸彦
- 　　　　篠﨑　剛　　中村誠司
- 　　　　西野　宏　　西村恭昌
- 　　　　松浦一登　　三谷浩樹

病理委員会
- 委員長　藤井誠志
- 委　員　落合淳志　　長塚　仁
- 　　　　森　泰昌　　柳澤昭夫
- 　　　　山本智理子

表在癌委員会
- 委員長　渡邉昭仁
- 委　員　大森　泰　　岡本牧人
- 　　　　小川元之　　堅田親利
- 　　　　川端一嘉　　佐々木徹
- 　　　　瀬戸　陽　　藤井誠志
- 　　　　武藤　学　　門馬久美子

（五十音順）

# 第 5 版 序

　頭頸部癌の進展度分類として以前から UICC の TNM 国際分類が使われてきた。2009 年，UICC（Union Internationale Contore le Cancer）の TNM 分類の改訂第 7 版が出版された。日本語版は UICC 日本委員会 TNM 委員会が中心となり翻訳が行われ，金原出版株式会社より出版されている。UICC の TNM 分類の改訂は定期的に行われており，その内容は主に米国の AJCC の影響を受けている。一方，『頭頸部癌取扱い規約』は 1982 年 12 月に発刊されて以来，第 4 版まで改版されてきた。基本的に UICC の TNM 分類に合わせて『頭頸部癌取扱い規約』の改訂を行ってきた。

　今回の改訂も UICC の TNM 分類第 7 版の改訂に伴って行われた。TNM の分類には大きな変更点はなかったが，新たな部位として粘膜悪性黒色腫が追加された。今回の第 5 版では，これまでと同様に甲状腺を除いて粘膜悪性黒色腫を新たに加え 8 部位とした。

　第 4 版では病理の項の扱いが改められたが，第 5 版では新たに書き加えられた表在癌については『食道癌取扱い規約』との整合性を保つように，また今後さらに増加が予想される中・下咽頭領域の表在癌に限って規定を盛り込んで作成した。

　頭頸部悪性腫瘍登録は 2003 年度まで行われ，その後休止していたが，今回新規登録を開始することになった。新規登録は，これまでの用紙による登録から新たにウェブ登録を立ち上げた。頭頸部癌学会のホームページより各施設の先生方に登録をお願いすることになった。

　治療後機能の評価判定については，今後さらに検討して追加していきたいと考えている。

　第 5 版の作成にあたり，病理小委員会と表在癌小委員会の先生方ならびに悪性腫瘍登録委員会の先生方には多大なご協力をいただき，ここに感謝の意を表します。

2012 年 6 月

日本頭頸部癌学会
規約委員長　加藤　孝邦

| 規約委員 | 副委員長 | 林　隆一 | | |
| | 委　員 | 秋元　哲夫 | 落合　淳志 | 小村　健 |
| | | 斉川　雅久 | 齊藤　孝夫 | 中溝　宗永 |
| | | 藤井　隆 | | |
| 病理小委員会 | 委員長 | 落合　淳志 | | |
| | 委　員 | 髙田　隆 | 中西　幸浩 | 藤井　誠志 |
| | | 柳澤　昭夫 | 山本智里子 | |
| 表在癌小委員会 | 委　員 | 落合　淳志 | 佐藤　靖夫 | 武藤　学 |
| | | 渡邉　昭仁 | | |

## 第 4 版 序

　頭頸部癌取扱い規約は1982年12月の初版以来，臨床進行度分類は原則として国際対がん連合（UICC）のものを用いてきた。今回で第4版となるが，分類，特に臨床進行度ならびに病期分類はよほどの不都合がない限り，改訂はせず，無用の混乱を避けるべきであろう。
　しかし，国際対がん連合臨床分類は，原則として10年に1回の改訂ということになっているが，この原則が無視され，1997年の第5版につづき，2002年には第6版が出され，頭頸部癌の部には変更があった。
　一方，取扱い規約は，2001年11月に1997年の第5版に沿ったものが出版されたばかりであった。分類が次々と変わる弊害を考え，日本頭頸部癌学会としては，当分1997年の分類を使用することにした。
　しかし，UICCの次の改訂が2009年に予定されているため，その間隔が開きすぎるとの意見もあり，第6版に沿った規約を出すべきと考えた。今回の改訂にあたっては第3版での病理の項の扱いが，ICD-OコードとWHOの病理分類のみの記載にとどまっていた点を改めたのが最も大きい点といえる。病理学者5人よりなる小委員会を編成し，頭頸部癌の大部分を占める扁平上皮癌についての記載を中心に据え，他臓器の取扱い規約との整合性にも配慮した。
　UICCの改訂に伴う部分と病理の項以外では，第3版のものに大幅な変更は加えない方針で進めたが，第3版で掲載した甲状腺癌取扱い規約の抜粋については，ほぼ同時期に第6版の規約が出版されることになっているため，今回は掲載しないことにした。第3版で採用した図で見るT分類についてはUICCのアトラスも出版されているため，掲載せず，替わりに早見表としてまとめた。第3版で懸案となっていた治療効果判定については「固形がんの治療効果判定のための新ガイドライン（RECISTガイドライン）―日本語訳JCOG版―」を用いることにした。
　改訂にあたり短期間にまとめることができたのは各委員の協力の賜物であり，ここに感謝の意を表する。
　2005年10月

日本頭頸部癌学会<br>規約委員長　海老原　敏

規約委員　　落合　淳志　　鎌田　信悦　　岸本　誠司
　　　　　　小宮山荘太郎　斉川　雅久　　吉野　邦俊

病理小委員会
　　委員長　落合　淳志
　　委　員　髙田　隆　　中西　幸浩　　柳澤　昭夫
　　　　　　山本智理子

# 第3版 序

　日本頭頸部腫瘍学会の頭頸部癌取扱い規約第2版が出版されて10年が経過した。この間1997年にUICCのTNM分類が改訂され，その日本語版も翌1998年に出版された。それに伴い本取扱い規約も改訂作業に取りかかった。第2版の「治療成績の表示」の項が，日本癌治療学会の生存率算出規約によっており，治療効果判定基準についても見直しが検討され，さらにリンパ節規約についても見直しが検討されていたため，その出版を待った。

　有害事象については，National Cancer Institute-Common Toxicity Criteria version 2.0を使用することが日本癌治療学会で決定されたことを受けて本規約でもこれを採用することにした。治療効果判定についてはRECIST（Response Evaluation Criteria in Solid Tumors）を使用することになったが，ここでは従前のものを使っている。日本癌治療学会でRECISTを正式採用することが決定した時点からこれを用いることにしたい。またリンパ節に関しても，同学会の規約の最終案がほぼ完成されたので，これとの整合性をとり一部変更を行った。また従来多くの紙数を割いてきた病理の項は，診断名とICD-Oコードのみとして，この項が欠く可からざるものであれば次回改訂時に，日本病理学会との連携のもとに復活を検討することとした。

　上記の事情により，改訂版の出版が大幅に遅れた。また新たに臓器別，進行度別に標準的治療を示すことが出来ればと努力したが，現時点では未だ困難といわざるを得ないため，附に頭頸部悪性腫瘍登録による臓器別，進行度別治療の現況を示すに止めた。臨床の場で使いやすいものをと心懸けたが，どの程度達成出来たか不安も残る。会員諸氏に活用して戴き，ご意見を戴ければ幸いである。

2001年10月

日本頭頸部腫瘍学会
規約委員長　海老原　敏

規約委員　犬山　征夫　　大山和一郎　　鎌田　信悦
　　　　　岸本　誠司　　小宮山荘太郎　斉川　雅久
　　　　　鈴木　晴彦　　林　隆一　　　吉野　邦俊

# 第2版 序

　日本頭頸部腫瘍学会が発足して今年で30周年を迎えた。この期間の頭頸部癌治療の発展には目覚ましいものがある。癌化学療法の新たな展開，遊離皮弁などを使う再建外科手術，頭蓋底を対象とした外科治療などである。さらに30余の新設の大学病院が生まれ，多くの新進気鋭の医師たちにより頭頸部癌の治療が行われるようになった。頭頸部癌治療を志す者の集まりである日本頭頸部腫瘍学会の会員数も2,000名以上となり，益々発展の道を歩んでいる。

　わが国の医療の水準が経済的にも，医師の知識の面でも国際的に最も高いレベルのものとなってきた。したがって今後も指導的立場に立たざるを得なくなっている。国際的に癌治療の効果を比較検討するためには，共通する言語としての進展度（TNM）分類が有用である。UICCのTNM分類委員会は，この進展度分類につき討議を重ねており，約10年に一度分類法の改定を行っている。この度は1987年に改定版がSpringerより出版され，広く国際的に利用されている。前回の取扱い規約にはなかった上顎洞癌と唾液腺癌のUICC分類が，今回追加された。また頸部リンパ節の進展度分類に大きさの記載が取り入れられ，規約が大きく改定された。本邦においても日常臨床でこれに対応すべく，学会の取扱い規約を新たに改定したいと思う。

　学会としては『頭頸部癌取扱い規約委員会』を組織して，この度の改定にあたった。従来の規約よりも図表を多く取り入れ，より理解し易いものとするよう心掛けた。また今回より，頭頸部癌の治療効果判定基準を追加した。学会発表に際しては，できるだけこの基準に沿って治療効果を示すことを望む。

　今回の取扱い規約もまた次の改定に向けて，分類方法の不備を検討する必要がある。会員諸兄の御意見を寄せていただくと有り難いと思う。

　平成3年11月

日本頭頸部腫瘍学会
規約監修　三宅　浩郷
規約監修　金子　敏郎
規約委員長　海老原　敏

| 規約委員 | 犬山　征夫 | 内田　正興 | 小宮山荘太郎 |
|---|---|---|---|
| | 今野　昭義 | 下里　幸雄 | 林崎　勝武 |
| | 堀内　正敏 | 森田　守 | |

# 第1版 序

　頭頸部腫瘍研究会が設立されたのは1961年春のことであった。研究会は後に日本頭頸部腫瘍学会に発展して今日に至っているが，その間，頭頸部癌の治療成績は眼をみはるばかりの向上を示し，また限られた施設でのみなされていた頭頸部癌の治療が今では全国津々浦々，何処ででもなされるまでに普及して来た。ここまで普及して来ると，頭頸部癌の予後をより一層向上させるためには，診断法，病期分類，治療法，成績判定法などに一定の基準を設け，お互いに比較検討出来るようにすることが必要である。

　UICCによってTNM基準による臨床病期分類が定められ，現に実用されているのも叙上の目的のためである。頭頸部腫瘍研究会の設立当初，研究会として喉頭癌と上顎癌との全国的患者登録とその予後調査が行われたことがあった。

　喉頭癌に関しては当時すでにUICCのTNM分類が提示されていたので，これに基づいて統計的観察がなされたが，上顎癌に関してはTNM分類もなく，日本としてのまとまった案もなかったので全くの私案に基づいて整理されざるをえなかった。

　後年，喉頭癌に関してはこの調査に基づく立派な報告がなされ，外国に向かって日本の現状を説明する資料を手にすることが出来たが，上顎癌に関しては遂にまとまったものを産み出すことが出来なかった。このことは，臨床例を取扱う場合に基準となるべき規約が如何に大切かということをわれわれに教えてくれた貴重な経験であった。

　こういった事情もあって，日本頭頸部腫瘍学会では，1979年以来『頭頸部癌取扱い規約委員会』を設けて，UICCによるTNM分類を基礎に検討を重ねて来た。まだ理想的なものとはいい難いようにも思うが，大筋が動くことはないであろうから，不備な点はその都度訂正することとして，学会としてはこの規約に基づいて臨床例を取扱っていきたいと思っている。会員諸氏に御利用を頂き，それに基づく御意見をおよせ頂ければ幸いである。

　　昭和57年12月

日本頭頸部腫瘍学会
運営委員長　広戸幾一郎
規約委員長　竹田　千里

頭頸部癌取扱い規約委員会委員　　海老原　敏　　小野　勇　　下里　幸雄
　　　　　　　　　　　　　　　　亀谷　徹　　　渡辺　昌　　鷲津　邦雄
　　　　　　　　　　　　　　　　三宅　浩郷　　犬山　征夫　金子　敏郎
　　　　　　　　　　　　　　　　小宮山荘太郎

# 目　次

## I. 目的と対象
1. 目　的 …………………………… 2
2. 対　象 …………………………… 2

## II. 解剖学的事項
1. 原発病巣 ………………………… 4
2. 領域リンパ節 …………………… 4
   1) 頸部リンパ節 ………………… 4
   2) その他のリンパ節 …………… 5

## III. 治療成績の表示
1. 用　語 …………………………… 10
   1) 一次例または未治療例 ……… 10
   2) 二次例または既治療例 ……… 10
   3) 確定症例 ……………………… 10
   4) 他病死 ………………………… 10
   5) 原病死 ………………………… 10
   6) 追跡不能 ……………………… 11
   7) 死因不明例 …………………… 11
2. 対象症例 ………………………… 11
   1) 広い意味の対象症例 ………… 11
   2) 狭い意味の対象症例 ………… 11
3. 追　跡 …………………………… 11
   1) 追跡基点 ……………………… 11
   2) 追跡日 ………………………… 11
4. 生存率の算出 …………………… 12
   1) 生存率の計算前の留意事項 … 12
   2) 統計学的有意性の検定について … 13
   3) 従来使用されてきた生存率の計算方法 …………………… 14
   4) 直接法による生存率 ………… 14
   5) 生命表法による累積生存率 … 15
   6) Coxの重回帰型生命表法（Coxの比例ハザードモデル） ……… 16
   7) 各種の有意性の検定方法の比較および検定方法の選択について … 16

## IV. 治　療
1. 外科療法 ………………………… 20
2. 放射線治療 ……………………… 21
3. 薬物療法 ………………………… 23
   1) 投与開始前：治療計画の記載 … 23
   2) 治療開始からの記載 ………… 25
4. その他の治療法 ………………… 25

## V. 臨床病期分類およびその付属事項
1. 分類規約 ………………………… 28
2. 原発腫瘍（T） ………………… 28
3. 領域リンパ節転移（N） ……… 28
4. 遠隔転移（M） ………………… 30
5. 病期分類（Stage） …………… 30
6. 病理組織学的分化度（G） …… 31
7. R分類 …………………………… 31
8. C因子 …………………………… 31

## VI. 部位別臨床病期分類およびその付属事項
1. 口唇および口腔 ………………… 34
   1) 解剖学的事項 ………………… 34
   2) TNM分類 …………………… 34
   3) 診　断 ………………………… 36
   付．口腔癌手術法の定義 ……… 36
2. 鼻腔および副鼻腔 ……………… 37

1）解剖学的事項 ……………… 37
　　　2）TNM分類 …………………… 37
　　　3）診　断 ……………………… 39
　　　付．上顎洞癌手術法の定義 …… 39
3. 上咽頭 ……………………………… 40
　　　1）解剖学的事項 ……………… 40
　　　2）TNM分類 …………………… 40
　　　3）診　断 ……………………… 41
　　　付．上咽頭癌手術法 …………… 42
4. 中咽頭 ……………………………… 42
　　　1）解剖学的事項 ……………… 42
　　　2）TNM分類 …………………… 43
　　　3）診　断 ……………………… 44
　　　付．中咽頭癌手術法 …………… 45
5. 下咽頭 ……………………………… 45
　　　1）解剖学的事項 ……………… 45
　　　2）TNM分類 …………………… 46
　　　3）診　断 ……………………… 47
　　　付．下咽頭癌手術法の定義 …… 48
6. 喉　頭 ……………………………… 48
　　　1）解剖学的事項 ……………… 48
　　　2）TNM分類 …………………… 49
　　　3）診　断 ……………………… 50
　　　付．喉頭癌手術法 ……………… 51
7. 大唾液腺 …………………………… 51
　　　1）解剖学的事項 ……………… 51
　　　2）TNM分類 …………………… 51
　　　3）診　断 ……………………… 53
　　　付．大唾液腺癌手術法 ………… 53
8. 甲状腺 ……………………………… 53
9. 上気道消化管の悪性黒色腫 ……… 54
　　　1）TNM分類 …………………… 54
10. 原発不明-頸部リンパ節 ………… 55
　　　1）TNM分類 …………………… 55
11. UICC臨床病期分類要約 ………… 57
　　　口唇および口腔 ………………… 57
　　　鼻腔および副鼻腔 ……………… 57
　　　上咽頭 …………………………… 58
　　　中咽頭-p16陰性または不明 …… 58
　　　中咽頭-p16陽性 ………………… 59
　　　下咽頭 …………………………… 59
　　　喉　頭 …………………………… 59
　　　大唾液腺 ………………………… 61
　　　甲状腺 …………………………… 61
　　　上気道消化管の悪性黒色腫 …… 62
　　　原発不明-頸部リンパ節 ……… 62

## VII. 病　理

1. 標本の取扱いと所見の採取 ……… 64
　　　1）摘出標本の取扱いと肉眼所見の採取
　　　　　………………………………… 64
　　　2）組織標本についての共通の評価項目
　　　　　………………………………… 65
　　　3）肉眼型 ………………………… 65
2. pTNM因子 ………………………… 66
　　　1）口唇および口腔 ……………… 66
　　　2）咽　頭 ………………………… 68
　　　3）喉　頭 ………………………… 71
　　　4）鼻腔および副鼻腔 …………… 73
　　　5）大唾液腺 ……………………… 75
　　　6）甲状腺 ………………………… 76
　　　7）原発不明-頸部リンパ節 …… 76
　　　8）上気道消化管の悪性黒色腫 … 77
3. 組織分類 …………………………… 78
　　　1）異形成の分類法 ……………… 78
　　　2）組織分類 ……………………… 80
4. HPV陽性，陰性の判定 …………… 85
5. 表在癌における tumour thickness … 86
6. 組織学的所見の記載 ……………… 87
7. 切除断端の記載法 ………………… 88
8. リンパ節転移巣の評価 …………… 88
9. 術中迅速病理診断 ………………… 89

10. 表在癌の取扱いと病理所見の記載… 89
11. 組織学的治療効果判定………………… 90
12. 病理組織分類図譜—扁平上皮癌—… 92
　付．ICD-O コード表………………………… 98
　付．唾液腺腫瘍の組織型分類…………… 99


付 1. 内視鏡所見による頭頸部領域の
　　　部位・亜部位…………………………… 101
付 2. 治療後機能の判定基準……………… 107
付 3. 頭頸部悪性腫瘍全国登録　登録要領
　　　………………………………………… 111
付 4. 頭頸部悪性腫瘍全国登録………… 129

# I. 目的と対象

## 1. 目　的

　本取扱い規約は頭頸部癌症例を扱うにあたって最低限必要な記録，さらにはより詳細な記録を残し，同一規準に則った臨床統計学的資料を得るためのものである。

## 2. 対　象

　1）ここにいう頭頸部癌とは頭頸部領域に原発した癌腫（上皮性悪性腫瘍）をいい，続発性のものは除く。ただし，ここでは眼窩腫瘍および甲状腺癌は扱わない。

　2）頭頸部領域に原発した非上皮性悪性腫瘍についても，本取扱い規約に準じた記録をしておくことが望ましい。

　3）頭頸部表在癌についても，本取扱い規約に準じた記録をしておくことが望ましい。

# II. 解剖学的事項

## 1. 原発病巣

原発病巣については臓器別に各論で取扱う。

## 2. 領域リンパ節 （regional lymph nodes）

領域リンパ節は頸部リンパ節とする。頸部リンパ節は日本癌治療学会のリンパ節規約に準じて下記のごとく分類する（**図1，2**）。

### 1）頸部リンパ節 （cervical nodes）
（1）オトガイ下リンパ節 （submental nodes）

広頸筋と顎舌骨筋の間で，下顎骨・舌骨・顎二腹筋前腹に囲まれた部位のリンパ節をいう。これを正中で，左右に分ける。

（2）顎下リンパ節 （submandibular nodes）

広頸筋と顎舌骨筋の間で，下顎骨と顎二腹筋の前腹と後腹に囲まれた部位のリンパ節をいう。

・腺前リンパ節　（preglandular nodes）
・血管前リンパ節　（prevascular nodes）
・血管後リンパ節　（retrovascular nodes）
・腺後リンパ節　（retroglandular nodes）

に細分することもできる。

（3）前頸部リンパ節 （anterior cervical nodes）

頸動脈鞘と第1頸椎上縁と胸骨・鎖骨上縁に囲まれ，頸筋膜の浅葉および椎前葉の間にあるリンパ節をいう。以下のsubgroupに分けられる。

① 前頸静脈リンパ節 （anterior superficial cervical nodes）

前頸静脈に沿ったもので，めったに腫脹しない。

② その他のリンパ節 （intravisceral chain）
・喉頭前リンパ節　（prelaryngeal nodes）
・甲状腺前リンパ節　（prethyroid nodes）
・気管前リンパ節　（pretracheal nodes）
・気管傍リンパ節　（paratracheal nodes）
・咽頭周囲リンパ節　（para-and retropharyngeal nodes）

（4）側頸リンパ節 （lateral cervical nodes）

① 浅頸リンパ節 （superficial cervical nodes）

外頸静脈に沿っているリンパ節で，通常上方にしか認められない。

② 深頸リンパ節 （lateral deep cervical nodes）
・副神経リンパ節 （spinal accessory nodes）

副神経に沿ったリンパ節で，僧帽筋の前縁より前にある。上方では内深頸リンパ

節と区別できない．この区別ができないものは内深頸リンパ節とする．
・鎖骨上窩リンパ節　（supraclavicular nodes）
　　頸横動静脈に沿ってそれより浅層にあるリンパ節で，別名 scalene nodes とも呼ばれる．外方は副神経リンパ節，内方は内深頸リンパ節と区別しがたい．この区別しがたいリンパ節については，それぞれ副神経リンパ節と内深頸リンパ節に分類するものとする．
・内深頸リンパ節　（internal jugular chain）
　　現在，日本解剖学会では内深頸リンパ節群を前方群と側方群に分けている．前方群とは内頸静脈の前にあるリンパ節で側方群とは内頸静脈の外側にあるものをいい，上中下には分けていない．ここでは従来より使われている上中下に分けるものを採用した．
　　上内深頸リンパ節　（superior internal jugular nodes）
　　顎二腹筋後腹の高さにあるリンパ節．
　　中内深頸リンパ節　（mid internal jugular nodes）
　　肩甲舌骨筋上腹の高さにあるリンパ節．
　　下内深頸リンパ節　（inferior internal jugular nodes）
　　肩甲舌骨筋下腹の高さにあるリンパ節（静脈角リンパ節はこれに含まれる）．

## 2）その他のリンパ節

**耳下腺リンパ節**　（parotid nodes）
・耳介前リンパ節　（preauricular parotid nodes）
　　耳下腺浅葉の上に存在し，耳介の前にあるリンパ節．
・耳介下リンパ節　（infra-auricular parotid nodes）
　　胸鎖乳突筋前縁と咬筋と頸筋膜に囲まれて耳下腺の下極にあるリンパ節．耳下腺より離れたものは浅頸リンパ節に分類される．
・耳下腺内リンパ節　（intraglandular parotid nodes）
　　腺内のリンパ節．

注：正中リンパ節は同側リンパ節である．

6    II. 解剖学的事項

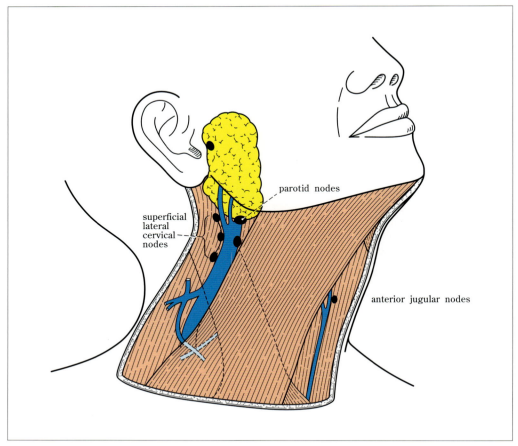

図1　浅頸リンパ節群

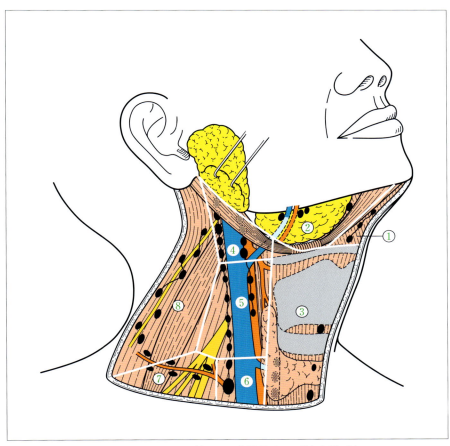

**図2　頸部リンパ節区分（浅頸リンパ節を除く）**

オトガイ下リンパ節·····················································································①
顎下リンパ節·····························································································②
前頸部リンパ節（前頸静脈・喉頭前・甲状腺前・気管前・気管傍）··························③
側頸リンパ節······内深頸リンパ節······上内深頸リンパ節····································④
　　　　　　　　　　　　　　　　　中内深頸リンパ節····································⑤
　　　　　　　　　　　　　　　　　下内深頸リンパ節····································⑥
　　　　　　　　　外深頸リンパ節······鎖骨上窩リンパ節····································⑦
　　　　　　　　　　　　　　　　　副神経リンパ節·······································⑧

## 付 記

国際的には ACHNSO（1991 年）によるレベル分類が広く用いられており，近年これを細分化した AAO-HNS 分類（2002 年）も示されている。

ACHNSO：Academy's Committee for Head and Neck Surgery and Oncology
AAO-HNS：American Academy of Otolaryngology-Head and Neck Surgery

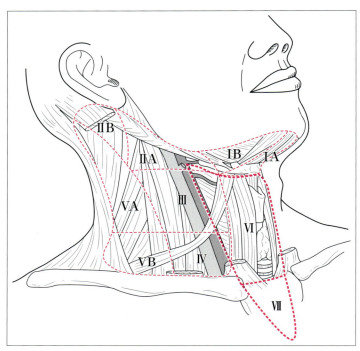

**図3　頸部リンパ節のレベル分類**

**表1　頸部 Level と Sublevel の境界を規定する解剖学的構造**

| レベル | 上方 | 下方 | 前方（内側） | 後方（外側） |
|---|---|---|---|---|
| ⅠA | 下顎正中 | 舌骨体 | 対側顎二腹筋前腹 | 同側顎二腹筋前腹 |
| ⅠB | 下顎体 | 顎二腹筋後腹 | 顎二腹筋前腹 | 茎突舌骨筋 |
| ⅡA | 頭蓋底 | 舌骨下縁に一致した水平面 | 茎突舌骨筋 | 副神経に一致した垂直面 |
| ⅡB | 頭蓋底 | 舌骨下縁に一致した水平面 | 副神経に一致した垂直面 | 胸鎖乳突筋外側縁 |
| Ⅲ | 舌骨下縁に一致した水平面 | 輪状軟骨下縁に一致した水平面 | 胸骨舌骨筋外側縁 | 胸鎖乳突筋外側縁 または頸神経叢知覚枝 |
| Ⅳ | 輪状軟骨下縁に一致した水平面 | 鎖骨 | 胸骨舌骨筋外側縁 | 胸鎖乳突筋外側縁 または頸神経叢知覚枝 |
| ⅤA | 胸鎖乳突筋と僧帽筋の交点 | 輪状軟骨下縁に一致した水平面 | 胸鎖乳突筋後縁 または頸神経叢知覚枝 | 僧帽筋前縁 |
| ⅤB | 輪状軟骨下縁に一致した水平面 | 鎖骨 | 胸鎖乳突筋後縁 | 僧帽筋前縁 |
| Ⅵ | 舌骨 | 胸骨上切痕（頸切痕） | 総頸動脈 | 総頸動脈 |
| Ⅶ | 胸骨上切痕（頸切痕） | 無名動脈（腕頭動脈） | 胸骨 | 気管，食道，椎前筋膜 |

# III. 治療成績の表示

治療成績の表示には種々の方法があるが，いずれの方法によったかは明らかにする必要がある．ここでは UICC の general rule および日本癌治療学会の癌規約総論（『日本癌治療学会・癌規約総論』日本癌治療学会 癌の治療に関する合同委員会 癌規約総論委員会編，金原出版，1991 年）を基本とした．いずれの方法によるにしろ，対象症例（全例）の定義，他病死，追跡不能例，死因不明例をどのように扱ったかを必ず明記する．

## 1. 用　語

### 1) 一次例または未治療例（primary case or previously untreated case）

これは初診時点までに他施設で当該癌に対して治療を受けていない症例を意味する．ただし，診断のための試験切除（上顎洞試験開洞，頸部リンパ節の open biopsy を含む）は既治療とはしない．

### 2) 二次例または既治療例（secondary case or previously treated case）

これは，当該癌に対して初診時すでになんらかの治療が開始されているか，あるいは終了している症例である．

### 3) 確定症例（determinate case）

この症例の定義は研究目的によって研究者が自由に判定することができる．ただし定義を明確に記載しなくてはならない．一般には全対象症例から明らかな他病死および治療中断例を除いた症例をいう．追跡不能例は除外しない．

### 4) 他病死（他因死）

他病死とは，明らかに当該癌以外の疾病が原因で死亡した症例であるが，直接死因が他病でも死亡当時に当該癌の担癌状態であった症例，手術死および合併症死は他病死としない．

### 5) 原病死

死亡時に原発巣，頸部リンパ節，遠隔臓器のいずれかに当該癌が残存している症例である．直接死因が何であるかは問わない．ただし，当該癌が残存していなくとも，手術死，合併症死は原病死に含まれる．

#### （1）手術死

これは合併症死の一部であるが，手術後 30 日以内に死亡した症例をいう．死因が手術を行ったことに求められる 30 日以上を経てからの死亡は，手術死ではなく合併症死である．

#### （2）合併症死

これは死因が当該癌に関して行った治療の副作用に求められる症例である．治療後の期間は問わない．

### 6）追跡不能

追跡不能とは期間中に生死が不明となった症例を意味する。追跡不能となった年月日（最後に生存が確認された年月日）を確認しておかなくてはならない。

### 7）死因不明例

死亡したことは確認されたが，その死因が不明である症例。多くはアンケート調査によって死亡が確認された症例となるが，最終診察日に担癌状態ではなかったことが条件となる。担癌状態であった症例は原病死である。5年以内に死亡した死因不明例は統計処理上，原病死と同じ処理をする。

## 2．対象症例

対象症例はすべて組織学的に確認された症例でなくてはならない。なんらかの事情で組織学的な確診が得られていない症例で，臨床的に明らかに癌であると思われる症例は別に検討する。対象症例の設定は生存率算定の基礎となるので極めて重要である。

### 1）広い意味の対象症例

治療をしなかった症例（いわゆる consultation alone）も含むすべての症例。この治療をしなかった症例の中には未治療例と既治療例がある。既治療例には担癌症例と非担癌症例がある。これらの症例は生存率算定（粗生存率算定においても）から除外してもよいが，各施設で登録しておくことが望ましい。

### 2）狭い意味の対象症例

当該施設で加療した症例の全例を意味する。未治療例と既治療例がある。

## 3．追　跡

### 1）追跡基点

原則的には治療方針が決定した日であるが，治療が行われた患者の場合には治療が開始された日としてよい。非治療患者の場合は，治療を施さないと決定した日となる。しかし，頭頸部癌の場合には通常これらの日と初診日の間には大差がないので，初診日としてもよい。

### 2）追跡日

追跡日には通常2つの方法がある。1つは特定日法（通常12月31日）であり，1つは記念日法（通常は誕生日）である。追跡不能患者を少なくするために最大の努力をしなくてはならない。追跡不能患者数は5％以下におさえなければならない。これ以上に追跡不能例があると，後に述べる生存率算定法の意味が薄くなる。

## 4. 生存率の算出

生存率の算出には種々の方法があるが，『日本癌治療学会・癌規約総論』によることとする。以下にその一部抜粋を転載するが，詳細については前述の規約総論を参照されたい。算出にあたっては目的に応じて算出方法を選ぶことになるが，いずれの方法によったかを明記する必要がある。一般的には，累積生存率，50例以下の少数例ではKaplan-Meier法，相対生存率，Coxの重回帰生命表法を用いることが望ましい。

### 1) 生存率の計算前の留意事項

生存率を計算するときは次の点を明確にしておき，成績の報告にあたってはこれらの点を明らかにしておく必要がある。

#### (1) 対象の種類

全症例か，特定の治療（手術など）を受けた者のみか，特定の病期や病型の者のみかなどを明らかにしておくこと。

#### (2) 対象者数

観察開始時の対象者数のほか，できれば観察期間別対象者数を示すことが望ましい（観察途上で生存中か消息不明となった症例の占める割合が大きいときは，全体の症例数が同じでも得られた結果の信頼性が低下する）。

#### (3) 観察開始時点

生存期間をどの時点から計算するかは研究の目的によって異なる。一般に，治療法を評価しようとする場合には治療開始日をとる。前向きの無作為比較対照試験（randomized trial）の場合は，対象例を無作為に各治療群に割りつけた時点を観察開始時点とする。したがって，もしこの後で，かつ治療開始前にその症例が死亡しても治療開始後に死亡した症例と同様に取扱う。無作為比較対照試験では，このような症例も無作為に各治療群へ割りつけられる。このような症例を少なくするためには，無作為割りつけから治療開始までの期間をできるだけ短くするような試験計画を立てるべきである。

#### (4) 消息不明例および脱落例

転居，転院などによる消息不明や治療からの脱落例の数，症例の追跡方法，脱落の定義・原因などを明確にしておくこと。消息不明例の中には実際は死亡したために連絡がとれなくなった可能性もあるので，できるだけその数を減らす努力が必要である。

#### (5) 除外例

治療の副作用による治療中断・変更例や手術死症例は原則として除外しない。治療効果判定不能例についてはその定義を明確にしておくこと。

#### (6) 死亡例

原則として全死因についての生存率を計算する。ただし，交通事故などの明らかな他原因死を除外した場合の生存率の計算も可能であるが，その結果は参考結果とし，全死因による生存率の結果と併せて報告する必要がある。ただし，その場合は他原因死の定義を明確にしておくこと。

### (7) 再発例

再発を死亡とみなして生命表法で累積再発率を計算することも可能であるが，その場合は再発の定義，再発を診断するための検査法，追跡法などを明らかにしておく必要がある。

## 2) 統計学的有意性の検定について

(1) 生存率は粗生存率と相対生存率に大別され，粗生存率はさらに直接法と累積法（生命表法）の2種類に分かれる。必要に応じてこれらの方法のうち適当な方法を使用すればよいが，できるだけ生命表法を用いて累積生存率（cumulative survival rate）を計算することが望ましい。この際，次の点に留意する必要がある。

① 生存率のほかにその標準誤差（S.E.）を計算し，95％信頼区間を示すことが望ましい。
② 少数例（1群約50例以下）の場合には，Kaplan-Meier 法を用いるのが望ましい。
③ 相対生存率は他原因死を考慮して計算されるが，必ずしも必須ではない（相対生存率で生存率を示すときは比較のため併せて粗生存率も示すこと）。
④ 生存率の計算期間は対象の種類や観察期間で異なるが，少なくとも「5年生存率」と生存率曲線を示しておくことが望ましい。結果が不良で観察開始後短期間内に大部分の症例が死亡し，5年生存率が0に近い場合は，累積法で50％生存期間を計算し，これを示すことが望ましい（平均生存期間はいずれの場合にも採用しないほうがよい）。
⑤ 多くの予後因子を同時に考慮して独自の予後因子としての重みを推計したり，他の予後因子（背景因子）の偏りを補正した生存率を計算するためにCoxの重回帰型生命表法（比例ハザードモデル：proportional hazard model）を使用することも可能である。

(2) 2つ以上の生存率を比較するときには，統計学的な有意性の検定を行う必要がある。
① 統計学的な有意性の検定方法としては下記のように種々の方法がある。それぞれの方法には若干の長所，短所があるので，最も適当な方法を選び，使用した方法を記載しておくこと。
  a. 累積生存率の標準誤差に基づく検定
  b. Mantel-Haenszel 検定
  c. ログランク検定
  d. 一般化 Wilcoxon 検定
  e. Cox-Mantel 検定
  f. その他
② 統計学的な有意性が境界域に近い（$0.01 < P < 0.10$）ときは，念のために他の方法で検定し，統計学的有意性を確認しておくことが望ましい（異なる結果が得られたときは両方の結果を示しておくこと）。
③ 2つの生存率曲線の差を観察時期を変えて繰り返して検定したときや，3群以上の生存率の差を同時に検定する場合は，1回のみの検定や，2群間の検定より第一種のエラー（取りすぎのエラー）を犯す確率が大きくなるので，やや厳しい有意水準（たと

えば 0.01 または 0.001) を用いたほうが安全である。
④ 生存率の信頼性および統計学的有意性は症例により左右されるので，あらかじめ必要症例数を統計学的に考慮しておくこと。一施設で必要症例数を集めることが困難な場合は多施設協力試験を実施することが望ましい。その場合には，各施設間で共通のプロトコールを用いる必要がある。

## 3) 従来使用されてきた生存率の計算方法

従来使用されてきた主な生存率の計算方法は次のとおりである。
(1) **粗生存率**（crude survival rate）
  ① **直接法**（direct method）
   a. 最小生存率（minimum survival rate） A/T = A/A + D + U
   b. 最大生存率（maximum survival rate） A + U/T = A + U/A + D + U
   c. 推定（概算）生存率（estimated survival rate） A/T − U = A/A + D
  ② **累積法（生命表法）**（cumulative method, life table method）
    累積生存率（cumulative survival rate）
(2) **相対生存率**（relative survival rate）

生存率は粗生存率と相対生存率に大別される。粗生存率は観察対象者の性・年齢に相当する一般集団の生存率（期待生存率）を考慮しない生存率であり，直接法と累積法（生命表法）に大別される。相対生存率は期待生存率を考慮した生存率である。

近年，癌の臨床試験や予後・自然歴の研究において累積法（生命表法）が最も広く使用されている。

## 4) 直接法による生存率

直接法（direct method）とは観察開始時点から一定の年限（例えば5年）を経過した症例について，生存者数を観察対象者数で割った値である。この場合，消息不明例の取扱いによって3種類の生存率が計算される。すなわち，消息不明例をすべて死亡とみなして計算する最小生存率（minimum survival rate），すべて生存とみなして計算する最大生存率（maximum survival rate），消息不明例を対象から除外して計算する推定（概算）生存率（estimated survival rate）の3種類である。これらの生存率の計算方法を式で示すと次のようになる。

a. 最小生存率[注1]（minimum survival rate） $\dfrac{A}{T} = \dfrac{A}{A+D+U}$

b. 最大生存率[注2]（maximum survival rate） $\dfrac{A+U}{T} = \dfrac{A+U}{A+D+U}$

c. 推定（概算）生存率[注3]（estimated survival rate） $\dfrac{A}{T-U} = \dfrac{A}{A+D}$

$T$：全観察対象者数（total number exposed to risk）
$A$：生存者数（alive at end of interval）
$D$：死亡者数（died during interval）
$U$：消息不明者数（untraced）

注1：最小生存率とは消息不明例を全例死亡とみなした場合の生存率である。
注2：最大生存率とは消息不明例を全例生存しているとみなした場合の生存率である。
注3：推定（概算）生存率とは消息不明例を分母から除いた場合の生存率である。

## 5）生命表法による累積生存率

### （1）累積法（cumulative method）

累積法（生命表法）の計算は古くから生命保険で使用されていたので，生命保険数理法（actuarial method）または単に生命表法（life table method）と呼ばれている。また，CutlerとEdererがこの計算方法を詳しく解説しているのでCutler-Ederer法と呼ばれることもある。しかし，ここでは他の方法と区別するために，生命保険数理士（actuary）が用いた古典的な生命表法による生存率を「生命保険数理法」（actuarial method）と呼ぶ。

生命保険数理法による生存率は各区間の生存率をかけ合わせて導くので，累積生存率（cumulative survival rate）と呼ばれることもある。

生命表法による累積生存率と直接法による生存率を区別するために，生命表法を用いた生存率を「累積生存率」または「生命表法による生存率」と呼ぶことにする。

### （2）Kaplan-Meier法（product-limit法）

観察対象者数が少ない場合（例えば50例以下程度）はKaplan-Meier法を用いて生存率を計算するのが便利である。この方法はproduct-limit法とも呼ばれる。

Kaplan-Meier法は全症例を観察期間の短いものから長いものの順に並べ替え，各死亡時点における生存率を逐次計算していく方法である。観察期間が同じ症例がある場合，それが死亡例と打切り例（非死亡例）であれば，死亡例の生存期間のほうが短いとみなして，打切り例よりも順位を先にするのが慣例である。それ以外ではどちらを先にしてもよい。

### （3）相対生存率の概念と計算方法

癌患者の転帰を分析するときに，原病死以外の死因で死亡した場合の症例の取扱いをどうするかは1つの問題である。交通事故など，明らかに原病死でないと断定できる場合を除き，原病と関係があったかどうかについての判断は困難なことが多く，主観により左右される可能性がある。また，癌の進展度別または治療群別に成績を比較しようとした場合，比較すべきグループの間で性・年齢分布に差が生じていることが多く，これらの偏りによる影響を除外する必要がある。相対生存率を計算すれば，これらの問題をある程度解決できる。

相対生存率は，全死因についての粗生存率を各群の対象者の性・年齢と等しい一般人についての生存率（期待生存率）で割ったもので，次の式で求められる。

$$\text{相対生存率} = \frac{\text{粗生存率}}{\text{期待生存率}}$$

性・年齢別期待生存率は日本人の生命表から導くことができる。期待生存率は同一の性・年齢でも毎年変化するので，調査対象とマッチした年度の生命表から算出された生存率を使用する必要がある。

また，相対生存率の標準誤差（S.E.r）は次の式で求められる。

$$\text{S.E.r} = \frac{\text{粗生存率の標準誤差}}{\text{期待生存率}}$$

## 6) Cox の重回帰型生命表法（Cox の比例ハザードモデル）

2群の生存率を比較しようとした場合，他の予後因子に偏りがあれば，この偏りの影響を除去して生存率を比較する必要がある。偏りの影響を除去するための最も簡単な方法は，偏りを生じた因子のカテゴリー別（例えば，がんの進行期別）に生存率を比較する方法である。しかし，同時に多数の因子を考慮して2群の偏りを補正する必要がある場合には極めて多数の生存率を計算しなければならなくなるし，各カテゴリーの症例数が少なくなり，生存率の計算が困難となる。

1972年に Cox は重回帰分析と生命表法を組み合わせた重回帰型生命表法を提唱した。この方法は比例ハザードモデルとも呼ばれる。この方法を用いると，同時に多数の因子を考慮しつつ，各群の生存率（"補正生存率"）を計算することができるほか，各因子の予後因子としての独自の重みを推測することが可能となる。

Cox の重回帰型生命表法（比例ハザードモデル）の詳細な理論や具体的な計算方法については原著または他の解説書を参照されたい。

## 7) 各種の有意性の検定方法の比較および検定方法の選択について

2つの生存率の差または2本の生存率曲線の差の有意性の検定方法はいくつかある。

生存率の標準誤差に基づく方法を用いると，各期間毎の生存率の差を検定することができる。2本の生存率曲線全体の差の有意性を検定する方法としては Mantel-Haenszel 検定，ログランク検定，一般化 Wilcoxon 検定，Cox-Mantel 検定などの方法がある。通常，経験的にどの方法を用いても大差がないことが知られているが，それぞれの方法には若干の長所，短所がある。4つの方法の長所，短所を問題状況別に比較すると次表に示すとおりである。

| 方法＼問題状況 | 観察症例数が少ない（Ⅰ） | 脱落，観察中途症例が多い（Ⅱ） | タイが多い（Ⅲ） | 交絡要因に関する訂正（Ⅳ） |
|---|---|---|---|---|
| Mantel-Haenszel 検定 | × | ×注1) | ○ | ◎注2) |
| ログランク検定 | △ | ○ | ○ | ○注2) |
| 一般化 Wilcoxon 検定 | ◎ | △ | △ | × |
| Cox-Mantel 検定 | × | ○ | ○ | × |

他の方法に比べて相対的に：◎　優れている（対処良好）
　　　　　　　　　　　　○　良い
　　　　　　　　　　　　△　やや劣る
　　　　　　　　　　　　×　劣る（対処不能）

注1：脱落，観察中途症例を除外すると検定の効率が低下するが，これらを含めて計算する方法もある。
注2：交絡要因のカテゴリー別にいくつかの小グループに分割して計算する。

　したがって，実際に生存率曲線の差を検定するにあたっては，前述の各方法の長所，短所を考慮して最も適当な方法を選ぶことが望ましい。各時点の生存率の差をその標準誤差に基づいて検定する方法やMantel-Haenszel検定は各区間の観察症例数や死亡数をまとめて生存率を計算する生命保険数理法に対応するし，ログランク検定，一般化Wilcoxon検定，Cox-Mantel検定は1例ずつの生死に基づいて生存率を計算するKaplan-Meier法に対応する。症例数が比較的多いときに後者の3つの方法を手計算で行うのは面倒であるが，コンピューターを使用すれば多数例についても簡単に計算することができる。実際に，いずれかの方法で検定した結果が明らかに有意であるか（$P<0.01$），明らかに有意でなければ（$P>0.10$），他の方法で検定する必要はないが，検定結果が境界域に近い場合（$0.01<P<0.10$）には念のために他の方法を使って検定して有意性を確認するのが望ましい。ここで，2つの方法で同じ結果が得られれば問題はないが，検定結果が異なれば（一方の検定法で統計学的に有意となり，他方の検定法で有意にならない場合），両方の検定結果を示しておくのが妥当であり，どちらか統計学的に有意になった方法のみの検定結果を示すのは不合理である。

# IV. 治療

## IV. 治療

　治療法については時代とともに変遷するものもあり，喉頭全摘出術ひとつを例にとっても舌骨の処理，甲状腺の処理，舌根の切除の有無，気管輪の切除範囲など症例ごとに多少異なり，施設によっても差異があるのは当然のことである。そこで，ある症例に対して行った治療について，ぜひ記録しておくことが望ましい点をここに列挙する。

## 1．外科療法

以下の事項を記録保存することが望ましい。

1）**手術年月日**
2）**病名**（部位・亜部位を記載）
3）**既往治療，前治療**
4）**臨床病期**
5）**執刀医，助手**
6）**麻酔方法**（全身麻酔では気管内挿管の有無）
7）**手術方法**
　① 気管切開の有無
　② 皮膚切開および切除範囲
　　原発巣については切除法，切除術式，切除範囲。頸部郭清術については郭清範囲と合併切除した非リンパ組織，節外浸潤所見の有無
　③ 再建手術の有無と術式
8）**手術時間**
9）**出血量**
10）**合併症**
　① 術中の合併症についての記載
　② 手術の根治性および術後経過
　　根治性に関する術前・術後の記載，術後の経過および治療合併症，術後機能，他

### 付．手術材料の取扱い方について

**原発巣**
① 腫瘍の肉眼型（管腔臓器では表在型，隆起型，潰瘍型，混合型など，実質臓器では膨脹型，浸潤型など）
② 腫瘍の大きさ（3方向）
③ 切除断端から腫瘍までの距離

**頸部リンパ節**

多くの場合，一塊として切除されたリンパ節の検索は以下の3方法に大別される。
① 摘出されたリンパ節のうち視・触診で転移を疑ったもののみを組織学的に検索し，他は検索しない。
② 摘出された組織を広げて固定し，固定したものについてserialに切片を作り検索する（透徹法も含む）。
③ 摘出されたリンパ節を1個ずつ取り出し，これに一連の番号をつけて検索する。この際，頸部の模式図を書き，その上にリンパ節の位置と番号を記入しておくとよい。または上内深頸，中内深頸などの群別にリンパ節を分けて検索し，各群毎にリンパ節転移陽性の個数と検索したリンパ節数を明示する。

リンパ節の検索は②，③，特に③の方法をとることが望ましい。いずれの方法によったかを記録しておく。

## 2. 放射線治療

以下の事項を記録保存することが望ましい。

### 1）照射方針

根治，緩和，術前，術後，他

### 2）併用療法の有無，内容

照射単独，併用療法あり（化学療法，他），併用薬剤または化学療法のレジメン，同時併用か順次併用か，他

### 3）放射線治療

#### （1）外部放射線治療

① **線種，装置とエネルギー**
X線（リニアック・MV），電子線（MeV），ガンマナイフ，サイバーナイフ，陽子線，重粒子線，他

② **臨床標的体積**（CTV：clinical target volume）
原発巣，頸部リンパ節領域（左右，レベル），遠隔転移（部位）

③ **照射法**
1門照射（前，後，他），対向2門照射（左右，前後，斜入，他），それ以外の多門照射，3次元原体照射（3D-CRT），強度変調放射線治療（IMRT），定位放射線治療，他

照射法の変更の場合，その目的（照射野縮小，接合線変更，脊髄防護，他）と変更時点の線量とを併せて記載する。

④ **放射線照射計画**
CT 計画装置か X 線シミュレータか，放射線治療計画装置名，計算アルゴリズム，線量評価法（CTV 内の点線量，D95，D50 など）

⑤ **線量補償器具・固定具使用の有無**
動的あるいは物理的ウェッジ，シェル固定具，バイトブロック，他

⑥ **照射線量**
1 回線量（Gy），総線量（Gy），分割回数，1 日当たりの照射回数，2 回照射の照射間隔（照射時刻），照射期間（　　年　月　日～　　年　月　日）
完遂（休止なし），完遂（休止あり），非完遂
休止および非完遂の理由
　　病変の増悪による中止，有害事象による中止，患者拒否（有害事象に関連），患者拒否（有害事象に関連なし），他

⑦ **リスク臓器への線量**
脳，脳幹，視神経・視交叉，眼球（水晶体），脊髄，唾液腺，他

(2) **密封小線源治療**
① 線源の種類，形状，高線量率/低線量率の別，一時挿入または永久挿入の別
② **照射線量**
標的線量，照射回数，照射時間（照射開始時刻，終了時刻），線量率（線量/時間），使用時の線源強度（MBq），他
③ 線量評価点または面と，腫瘍・線源との関係
④ **線量計算法**
放射線治療計画装置名
⑤ **リスク臓器への線量**

(3) **放射線同位元素内用療法**
線源の種類，投与量，投与日，他

## 4）照射効果
照射終了時，1 カ月後および 3 カ月後の治療効果を記載する。

## 5）急性有害事象
照射開始から 90 日以内で最も高度であった臓器組織および症状・所見と，その時期を記載する。「有害事象共通用語規準 v4.0 日本語訳 JCOG 版（CTCAE v4.0-JCOG）」によるのが望ましい。

## 6）遅発性有害事象
照射開始から 90 日をこえて生じた有害事象で，照射に関連すると判断されるものを記載する。CTCAE v4.0-JCOG によるのが望ましい。

## 3. 薬物療法

抗癌薬，分子標的治療薬，免疫療法などを用いた癌治療を行う場合は，以下の事項を記録保存することが望ましい。

### 1）投与開始前：治療計画の記載
#### （1）投与量決定のための個々の症例におけるデータ

投与量は，身長と体重からの体表面積，腎機能（クレアチニン・クリアランス）などによって決定されていることが多いため，これらを記載する。体表面積の計算は成人＊と小児では式が異なる。

＊DuBois 式（成人）
$$BSA = W^{0.425} \times H^{0.725} \times 0.007184$$
BSA（Body Surface Area）：体表面積（$m^2$），W：体重（kg），H：身長（cm）

記載例）W：60 kg，H：160 cm → BSA：1.622 $m^2$

#### （2）使用薬剤と投与方法

レジメン名，投与目的，使用薬剤，1回投与量と投与日，投与期間，投与方法，投与間隔，予定投与コースを記載する。投与量は上記の計算式で求めた体表面積からの計算値だけでなく，薬剤のバイアルに合わせた近似値で行うこともあるため，<u>実際の投与量</u>を記載する。

記載例）TPF 療法：導入化学療法
 ドセタキセル（TXT） ：75 mg/$m^2$ → 121.65 mg/body → <u>120 mg/body</u>
  点滴静注：第1日目
 シスプラチン（CDDP）：75 mg/$m^2$ → 121.65 mg/body → <u>120 mg/body</u>
  点滴静注：第1日目
 フルオロウラシル（5-FU）：750 mg/$m^2$/day → 1216.5 mg/body/day
  → <u>1,200 mg/body/day</u>
  5日間持続点滴静注：第1〜5日目
 投与間隔：3週間，投与予定：3コース

#### （3）併用療法

局所治療（手術，放射線治療）を併用する場合は，投与時期を記載する。

記載例）CDDP-RT：術後補助化学放射線療法（手術後8週以内に開始）
 放射線治療 ：2 Gy/day × 35 fx → 総線量 70 Gy/7週
 シスプラチン（CDDP）：100 mg/$m^2$ → 162.2 mg/body → <u>160 mg/body</u>
  点滴静注：第1, 22, 29日目
  投与間隔：3週間，投与予定：3コース

| ECOG Performance Status（PS） ||
|---|---|
| 0 | 全く問題なく活動できる。発病前と同じ日常生活が制限なく行える。 |
| 1 | 肉体的に激しい活動は制限されるが，歩行可能で，軽作業や座っての作業は行うことができる。例：軽い家事，事務作業 |
| 2 | 歩行可能で自分の身の回りのことはすべて可能だが作業はできない。日中の50％以上はベッド外で過ごす。 |
| 3 | 限られた自分の身の回りのことしかできない。日中の50％以上をベッドか椅子で過ごす。 |
| 4 | 全く動けない。自分の身の回りのことは全くできない。完全にベッドか椅子で過ごす。 |

| KPS Scale ||
|---|---|
| 100 | 正常，臨床症状なし。 |
| 90 | 軽い臨床症状はあるが正常の活動可能。 |
| 80 | かなりの臨床症状があるが努力して正常の活動可能。 |
| 70 | 自分自身の世話はできるが正常の活動・労働は不可能。 |
| 60 | 自分に必要なことはできるが，時々介助が必要。 |
| 50 | 症状を考慮した看護および定期的な医療行為が必要。 |
| 40 | 動けず，適切な医療および介護が必要。 |
| 30 | 全く動けず入院が必要だが死は差し迫っていない。 |
| 20 | 非常に重症，入院が必要で精力的な治療が必要。 |
| 10 | 死期が切迫している。 |

#### （4）全身状態

開始前の全身状態の評価の指標としては，Eastern Cooperative Oncology Group（ECOG）のPerformance Status（PS）やKarnofsky Performance Status（KPS）を用いて評価し記載する。

#### （5）治療効果判定のための評価病変の特定

治療指針の基となる臨床試験における治療効果判定は，WHO規準やRECIST規準が用いられてきた。現在行われている臨床試験においては「固形がんの治療効果判定のための新ガイドライン（RECISTガイドライン）─日本語訳JCOG版ver. 1.1─」に則って行われていることが多く，腫瘍病変およびリンパ節を「測定可能」と「測定不能」に分類し，「標的病変」として選択し，非リンパ節病変は長径，リンパ節病変は短径で測定し，全標的病変の径の和をベースライン径和として，その後の腫瘍縮小効果における基準として用いる。

記載例）標的病変　　：原発巣（下咽頭）　　30 mm　（←2方向：30×25 mm）
　　　　　　　　　　　　　　左頸部リンパ節　　　30 mm　（←2方向：30×35 mm）
　　　　　　　　　　　　　　ベースライン径和　　60 mm
　　　　　　　　非標的病変：右頸部リンパ節　　　　　　　（←短径＜15 mm）

### 2）治療開始からの記載
#### （1）レジメン名，投与コース，投与時期，使用薬剤，1回投与量，前回からの間隔，変更理由

　　　記載例）TFP療法：第2コース，第1日目（～29日）
　　　　　　　　　ドセタキセル（TXT）　　：120 mg/body
　　　　　　　　　シスプラチン（CDDP）　 ：100 mg/body（←125 mg/body）：腎障害のため減量
　　　　　　　　　フルオロウラシル（5-FU）：1,200 mg/body/day

#### （2）有害事象
CTCAE v4.0-JCOG に則った事象名と重症度を，詳細な所見や処置，因果関係などとともに記載する。

#### （3）治療効果判定と判断
評価の時期においては，標的病変・非標的病変の状態を記載し，その判定を記載する。腫瘍縮小評価を目的とする臨床試験では，規定された間隔を経た時点までに効果の確定が必要になる。

　　　記載例）標的病変　　：原発巣（下咽頭）　　消失
　　　　　　　　　　　　　　左頸部リンパ節　　　15 mm
　　　　　　　　　　　　　　標的病変径和　　　　15 mm（75％縮小→PR）
　　　　　　　　非標的病変：右頸部リンパ節　　　消失
　　　　　　　　新病変　　　　　　　　　　　　　なし
　　　　　　　　　　　　　　　　　　　　　総合評価：PR

## 4．その他の治療法

　レーザー治療，凍結手術などについては外科療法，放射線治療，薬物療法に準じて，使用機種，方法など，でき得る限り詳細な記載を残す。代替療法が行われた場合も，これについて記録する。

# V. 臨床病期分類およびその付属事項

## 1. 分類規約

本分類は頭頸部原発（次項に規定した原発部位）の癌腫にのみ適用する。組織学的な確証がなければならない。

> 『頭頸部癌取扱い規約 第5版（2012）』と比べて，第6版補訂版に本質的な改訂がある部分には各ページの左側に太い縦線を引いてある。これまで分類されていなかった腫瘍が新しく分類された場合も同様である。

## 2. 原発腫瘍（T）

原発腫瘍の広がりを示す。次の原発部位が対象となる。

1. 口唇および口腔
2. 鼻腔および副鼻腔
3. 上咽頭
4. 中咽頭
5. 下咽頭
6. 喉頭
7. 大唾液腺
8. 甲状腺
9. 上気道消化管の悪性黒色腫
10. 原発不明-頸部リンパ節
11. 頭頸部の皮膚癌
12. 頭頸部の骨・軟部腫瘍

各臓器の規定の詳細については第Ⅵ章に述べる。甲状腺癌の病期分類は『甲状腺癌取扱い規約』に従う。

1つの臓器に同時性の多発癌がある症例は，最も進展度の高い病巣のT分類に分類される。そして多発を示すmまたは腫瘍の数を（　）内に記す。1～9，11，12の部位については，"T0：原発腫瘍を認めない，TX：原発腫瘍の評価が不可能"は共通である。また1～6，11については，"Tis：上皮内癌"も共通である。

例）T2（m）またはT2（3）

表在癌の症例は，病巣をT分類し表在癌を示すsを記す。

例）T2（s）

## 3. 領域リンパ節転移（N）

頭頸部癌（ここでは甲状腺，原発不明を除いた原発部位の癌をいう）の領域リンパ節は頸部リンパ節である。その解剖学的事項は第Ⅱ章-図2に示した「頸部リンパ節」による。

N病期分類の評価のために理学的検査と画像診断を行って診断する。最低必要条件は触診である。頸部の触診を十分に行って，転移と判断されるリンパ節について以下の記載をすることが望ましい。

### 1）部　位

第Ⅱ章-図2参照。

## 2）最大径

　転移リンパ節の最大径を「ノギス」で測定して記載するが，画像診断による計測が望ましい。複数のリンパ節転移がある場合は，最も径の大きいリンパ節の径で進展度を分類する。リンパ節への原発巣の直接浸潤はリンパ節転移とする。領域リンパ節以外へのリンパ節転移は遠隔転移とする。

> Nの進展度は2017年のTNM分類 第8版にしたがって以下のごとく規定する。ただし，上咽頭，p16陽性中咽頭，HPV/p16陽性およびEBV陽性の原発不明癌，甲状腺については当該項目（第Ⅵ章）を参照。
> 
> 領域リンパ節転移（図4）
> 　　NX　領域リンパ節の評価が不可能
> 　　N0　領域リンパ節転移なし
> 　　N1　同側の単発性リンパ節転移で最大径が3cm以下かつ節外浸潤なし
> 　　N2　以下に記す転移：
> 　　　　N2a　同側の単発性リンパ節転移で最大径が3cmをこえるが6cm以下かつ節外浸潤なし
> 　　　　N2b　同側の多発性リンパ節転移で最大径が6cm以下かつ節外浸潤なし
> 　　　　N2c　両側または対側のリンパ節転移で最大径が6cm以下かつ節外浸潤なし
> 　　N3a　最大径が6cmをこえるリンパ節転移で節外浸潤なし
> 　　N3b　単発性または多発性リンパ節転移で臨床的節外浸潤*あり
> 　　注
> 　　　*皮膚浸潤か，下層の筋肉もしくは隣接構造に強い固着や結合を示す軟部組織の浸潤がある場合，または神経浸潤の臨床的症状がある場合は，臨床的節外浸潤として分類する。
> 　　　正中リンパ節は同側リンパ節である。

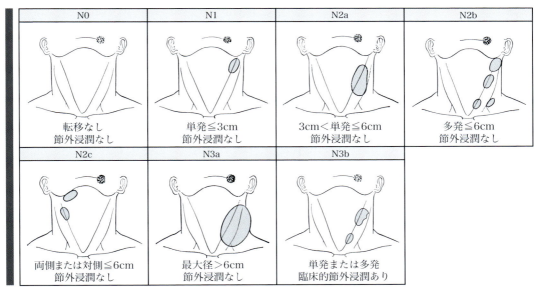

**図4　頸部リンパ節転移の進展度**

## 4. 遠隔転移（M）

　遠隔転移を認めると判定するための最低必要条件は，臨床的な検索と画像診断である。頭頸部癌の遠隔転移は肺・肝・骨に多い。初診時においては，臨床的検索で肝・骨などへの転移を疑わせる所見のないときには，肺の画像診断のみでよい。臨床的に頭頸部癌の遠隔転移か他の疾患（重複癌を含む）か紛らわしい場合には，病理組織学的な検索が必要である。領域リンパ節以外のリンパ節転移は遠隔転移とする。

　　M0　遠隔転移なし
　　M1　遠隔転移あり

　注
　　身体所見のみに基づく場合でも，遠隔転移の臨床的な評価は可能であるので，MX というカテゴリーは不適切と考えられる（MX というカテゴリーを使用すると病期分類ができない結果となることがある）。

## 5. 病期分類（Stage）

　病期の分類は0〜Ⅳ期に分類する。T/N/M の進展度の組み合わせにより次のように規定する。上咽頭癌，p16陽性中咽頭癌，甲状腺癌，上気道消化管の悪性黒色腫，原発不明癌については別に定められた分類を用いる（第Ⅵ章参照）。

頭頸部癌の病期分類

| 期 | T | N | M |
|---|---|---|---|
| 0 期 | Tis | N0 | M0 |
| Ⅰ期 | T1 | N0 | M0 |
| Ⅱ期 | T2 | N0 | M0 |
| Ⅲ期 | T3 | N0 | M0 |
|  | T1, T2, T3 | N1 | M0 |
| ⅣA 期 | T4a | N0, N1 | M0 |
|  | T1, T2, T3, T4a | N2 | M0 |
| ⅣB 期 | T に関係なく | N3 | M0 |
|  | T4b | N に関係なく | M0 |
| ⅣC 期 | T に関係なく | N に関係なく | M1 |

| 進展度 | N0 | N1 | N2 | N3 | M1 |
|---|---|---|---|---|---|
| Tis | 0期 | | | | |
| T1 | Ⅰ期 | Ⅲ期 | ⅣA期 | ⅣB期 | ⅣC期 |
| T2 | Ⅱ期 | Ⅲ期 | ⅣA期 | ⅣB期 | ⅣC期 |
| T3 | Ⅲ期 | Ⅲ期 | ⅣA期 | ⅣB期 | ⅣC期 |
| T4a | ⅣA期 | ⅣA期 | ⅣA期 | ⅣB期 | ⅣC期 |
| T4b | ⅣB期 | ⅣB期 | ⅣB期 | ⅣB期 | ⅣC期 |

## 6. 病理組織学的分化度（G）

病理組織学的分化度を表すGの定義は，甲状腺を除くすべての頭頸部の部位に適用する（病理学的分類 pTNM については第Ⅶ章 病理の項参照）。

- GX 分化度の評価が不可能
- G1 高分化
- G2 中分化
- G3 低分化
- G4 未分化

注

状況に応じて分化度3および分化度4は混合させて，"G3-4，低分化または未分化"と記載してもよい。

## 7. R分類

治療後の遺残腫瘍の有無はR記号で記述する。R分類の定義はすべての頭頸部の部位に適用する。

- RX 遺残腫瘍の存在が評価できない
- R0 遺残腫瘍なし
- R1 顕微鏡的遺残腫瘍あり
- R2 肉眼的遺残腫瘍あり

## 8. C因子

C因子の定義は次のごとくである。

- C1 標準的診断法（例えば，視診，触診，標準的X線撮影，特定器官の腫瘍に対する内視鏡検査）による所見
- C2 特殊診断法（例えば，特殊撮影によるX線撮影，断層撮影，CT，超音波像，

　　　　　PET, リンパ管造影, 血管造影, シンチグラフィ, MRI, 内視鏡, 生検, および細胞診）による所見
　　C3　生検および細胞診を含む外科的検索による所見
　　C4　外科手術および切除標本の病理学的検索により得られる病変の進展範囲所見
　　C5　剖検による所見
　　　注：Cの程度はT, N, およびMカテゴリーのそれぞれに用いられる。例えば, ある症例はT3C2, N2C1, M0C2のように記述されるであろう。

　TNM臨床分類は用いられた診断法の確実性によってC1, C2, C3のいずれかに相当し, 一方, pTNM病理学的分類はC4に相当する。
　　注：C因子について, TNM分類 第8版での記載はない。

# VI. 部位別臨床病期分類およびその付属事項

> 『頭頸部癌取扱い規約 第 5 版（2012）』と比べて，第 6 版補訂版に本質的な改訂がある部分には各ページの左側に太い縦線を引いてある。これまで分類されていなかった腫瘍が新しく分類された場合も同様である。

## 1. 口唇および口腔（ICD-O-3 C00，C02-C06）

本分類は小唾液腺癌を含む口唇赤唇部と口腔の癌腫に適用する。病変の組織学的確定診断が必要である。

カテゴリー評価のための診断法は身体的検査と画像診断である。

### 1）解剖学的事項

**口唇（C00）**
(1) 上唇（赤唇部）（C00.0）
(2) 下唇（赤唇部）（C00.1）
(3) 唇交連（C00.6）

**口腔（C02-C06）**
(1) 頰粘膜
  ① 上・下唇の粘膜（C00.3, 4）
  ② 頰の粘膜（C06.0）
  ③ 臼後部（C06.2）
  ④ 上下頰歯槽溝（口腔前庭）（C06.1）
(2) 上歯槽と歯肉（上歯肉）（C03.0）
(3) 下歯槽と歯肉（下歯肉）（C03.1）
(4) 硬口蓋（C05.0）
(5) 舌
  ① 有郭乳頭より前の舌背面と舌縁（舌前 2/3）（C02.0, 1）
  ② 下面（舌腹）（C02.2）
(6) 口腔底（C04）

### 2）TNM 分類

**T-原発腫瘍**
　　TX　原発腫瘍の評価が不可能
　　T0　原発腫瘍を認めない
　　Tis　上皮内癌

　　T1　最大径が 2 cm 以下かつ深達度が 5 mm 以下の腫瘍
　　T2　最大径が 2 cm 以下かつ深達度が 5 mm をこえる腫瘍，または最大径が 2 cm をこえるが 4 cm 以下でかつ深達度が 10 mm 以下の腫瘍

T3　最大径が2 cmをこえるが4 cm以下でかつ深達度が10 mmをこえる腫瘍，または最大径が4 cmをこえ，かつ深達度が10 mm以下の腫瘍

T4a　（口唇）下顎骨皮質を貫通する腫瘍，下歯槽神経，口腔底，皮膚（オトガイ部または外鼻の）に浸潤する腫瘍*

T4a　（口腔）最大径が4 cmをこえ，かつ深達度が10 mmをこえる腫瘍，または下顎もしくは上顎の骨皮質を貫通するか上顎洞に浸潤する腫瘍，または顔面皮膚に浸潤する腫瘍*

T4b　（口唇および口腔）咀嚼筋間隙，翼状突起，頭蓋底に浸潤する腫瘍，または内頸動脈を全周性に取り囲む腫瘍

注

*歯肉を原発巣とし，骨および歯槽のみに表在性びらんが認められる症例はT4aとしない。

### N-領域リンパ節

NX　領域リンパ節の評価が不可能

N0　領域リンパ節転移なし

N1　同側の単発性リンパ節転移で最大径が3 cm以下かつ節外浸潤なし

N2　以下に記す転移：

 N2a　同側の単発性リンパ節転移で最大径が3 cmをこえるが6 cm以下かつ節外浸潤なし

 N2b　同側の多発性リンパ節転移で最大径が6 cm以下かつ節外浸潤なし

 N2c　両側または対側のリンパ節転移で最大径が6 cm以下かつ節外浸潤なし

N3a　最大径が6 cmをこえるリンパ節転移で節外浸潤なし

N3b　単発性または多発性リンパ節転移で臨床的節外浸潤*あり

注

*皮膚浸潤か，下層の筋肉もしくは隣接構造に強い固着や結合を示す軟部組織の浸潤がある場合，または神経浸潤の臨床的症状がある場合は，臨床的節外浸潤として分類する。
　正中リンパ節は同側リンパ節である。

### M-遠隔転移

M0　遠隔転移なし

M1　遠隔転移あり

### 病期分類

| | | | |
|---|---|---|---|
| 0期 | Tis | N0 | M0 |
| Ⅰ期 | T1 | N0 | M0 |
| Ⅱ期 | T2 | N0 | M0 |
| Ⅲ期 | T3 | N0 | M0 |
| | T1, T2, T3 | N1 | M0 |
| ⅣA期 | T4a | N0, N1 | M0 |
| | T1, T2, T3, T4a | N2 | M0 |
| ⅣB期 | Tに関係なく | N3 | M0 |
| | T4b | Nに関係なく | M0 |
| ⅣC期 | Tに関係なく | Nに関係なく | M1 |

## 3) 診　断

　口腔癌は容易に視・触診できるので，骨の破壊の判断などの深部進展を除けば診断上問題となることは少ない．

### （1）視・触診および計測

　視・触診上，癌と判断した部分の大きさを測定する．癌病変に続く白板症などについては別に記載する．粘膜下の硬結は，癌と判断した範囲を含めて計測する．歯牙などが邪魔になりノギスによる計測が困難な場合などは，綿棒その他のものを腫瘍に当て腫瘍径と同じ所に目印を置き，この長さを計測するのも一法である．腫瘍の発育形態を，表在型，隆起型，内向型，潰瘍型，混合型などに分けて記載する．また肉眼的性状についても，できるだけ詳細に記録しておく．

　歯牙の状態についても，歯冠修復，う蝕，動揺，欠損，歯列，歯科インプラントの状態などを記載しておく．

### （2）画像診断

　深部進展があり，その範囲が判定し難い場合はCT，MRIなどを用いて正確に進展範囲を把握するよう努める．

　骨への浸潤が疑われる症例では，単純，断層，特殊撮影など各種のX線検査を行い，浸潤の程度を確認する．骨シンチグラフィは必要に応じて行うが，日常の検査としては必ずしも必要としない．

　なお，現在の分類で，T4となる骨浸潤については，歯槽骨のみの破壊はT4ではなくそれ以上の破壊が明らかであるか，骨髄質の破壊が明らかな場合をT4とするものと当委員会では解釈する．

## 付．口腔癌手術法の定義

　口腔癌の手術規模は，癌の占居部位によって多岐にわたるが，次のa，b，cの内容の組み合わせによって表記すると容易にその規模を理解することができる．

　例えば進行した口腔底癌の手術は，舌半側切除術（a④）＋下顎区域切除術（b②）＋口腔底部分切除術（c②）のごとくである．さらに再建術を行った場合は付記する．

　a．舌の切除

　　① 舌部分切除術

　　　舌可動部の半側に満たない切除をいう．

　　② 舌可動部半側切除術

　　　舌可動部のみの半側切除をいう．

　　③ 舌可動部（亜）全摘出術

　　　舌可動部の半側をこえた切除（亜全摘），あるいは全部の切除をいう．

　　④ 舌半側切除術

　　　舌根部をも含めた半側切除をいう．

　　⑤ 舌（亜）全摘出術

　　　舌根部をも含め半側以上の切除（亜全摘），あるいは全部の切除をいう．

b．下顎の切除
　　　① 下顎辺縁切除術
　　　　下顎骨下縁を保存し，下顎骨体を離断しない部分切除をいう。
　　　② 下顎区域切除術
　　　　下顎骨の一部を節状に切除し，下顎体が部分的に欠損する切除をいう。
　　　③ 下顎半側切除術
　　　　ほぼ正中から半側の下顎の切除をいうが，下顎頭の一部が残存する場合もある。
　　　④ 下顎亜全摘出術
　　　　下顎骨の半側をこえる切除をいう。
　　c．合併切除
　　　① 口唇切除
　　　② 口腔底切除
　　　③ 下歯肉切除
　　　④ 頬粘膜切除
　　　⑤ 皮膚切除，その他

## 2. 鼻腔および副鼻腔（ICD-O-3 C30.0，C31.0-1）

　本分類は上顎洞および鼻腔・篩骨洞原発の癌腫に適用される。病変の組織学的確定診断が必要である。なお，前頭洞，蝶形洞原発癌についてはまだ規定されていない。
　カテゴリー評価のための診断法は身体的検査と画像診断である。

### 1）解剖学的事項
**鼻腔（C30.0）**
　　鼻中隔
　　鼻腔底
　　外側壁
　　鼻前庭
**上顎洞（C31.0）**
**篩骨洞（C31.1）**
　　左
　　右

### 2）TNM 分類
**T-原発腫瘍**
　　TX　原発腫瘍の評価が不可能
　　T0　原発腫瘍を認めない
　　Tis　上皮内癌

## 上顎洞
- T1　上顎洞粘膜に限局する腫瘍，骨吸収または骨破壊を認めない
- T2　骨吸収または骨破壊のある腫瘍，硬口蓋および/または中鼻道に進展する腫瘍を含むが，上顎洞後壁および翼状突起に進展する腫瘍を除く
- T3　次のいずれかに浸潤する腫瘍：上顎洞後壁の骨，皮下組織，眼窩底または眼窩内側壁，翼突窩，篩骨洞
- T4a　次のいずれかに浸潤する腫瘍：眼窩内容前部，頬部皮膚，翼状突起，側頭下窩，篩板，蝶形洞，前頭洞
- T4b　次のいずれかに浸潤する腫瘍：眼窩尖端，硬膜，脳，中頭蓋窩，三叉神経第二枝（V2）以外の脳神経，上咽頭，斜台

## 鼻腔・篩骨洞
- T1　骨浸潤の有無に関係なく，鼻腔または篩骨洞の1亜部位に限局する腫瘍
- T2　骨浸潤の有無に関係なく，鼻腔もしくは篩骨洞の2つの亜部位に浸潤する腫瘍，または鼻腔および篩骨洞の両方に浸潤する腫瘍
- T3　眼窩内側壁または眼窩底，上顎洞，口蓋，篩板のいずれかに浸潤する腫瘍
- T4a　次のいずれかに浸潤する腫瘍：眼窩内容前部，外鼻の皮膚，頬部皮膚，前頭蓋窩（軽度進展），翼状突起，蝶形洞，前頭洞
- T4b　次のいずれかに浸潤する腫瘍：眼窩尖端，硬膜，脳，中頭蓋窩，三叉神経第二枝（V2）以外の脳神経，上咽頭，斜台

## N-領域リンパ節
- NX　領域リンパ節の評価が不可能
- N0　領域リンパ節転移なし
- N1　同側の単発性リンパ節転移で最大径が3cm以下かつ節外浸潤なし
- N2　以下に記す転移：
    - N2a　同側の単発性リンパ節転移で最大径が3cmをこえるが6cm以下かつ節外浸潤なし
    - N2b　同側の多発性リンパ節転移で最大径が6cm以下かつ節外浸潤なし
    - N2c　両側または対側のリンパ節転移で最大径が6cm以下かつ節外浸潤なし
- N3a　最大径が6cmをこえるリンパ節転移で節外浸潤なし
- N3b　単発性または多発性リンパ節転移で臨床的節外浸潤*あり

注
　*皮膚浸潤か，下層の筋肉もしくは隣接構造に強い固着や結合を示す軟部組織の浸潤がある場合，または神経浸潤の臨床的症状がある場合は，臨床的節外浸潤として分類する。
　正中リンパ節は同側リンパ節である。

**M-遠隔転移**
　M0　遠隔転移なし
　M1　遠隔転移あり

**病期分類**

| 0 期 | Tis | N0 | M0 |
| --- | --- | --- | --- |
| Ⅰ 期 | T1 | N0 | M0 |
| Ⅱ 期 | T2 | N0 | M0 |
| Ⅲ 期 | T3 | N0 | M0 |
| | T1, T2, T3 | N1 | M0 |
| ⅣA 期 | T1, T2, T3 | N2 | M0 |
| | T4a | N0, N1, N2 | M0 |
| ⅣB 期 | T4b | N に関係なく | M0 |
| | T に関係なく | N3 | M0 |
| ⅣC 期 | T に関係なく | N に関係なく | M1 |

### 3）診　断

#### （1）視　診
鼻腔：鼻鏡のみでなく内視鏡を用いて，鼻腔内の各鼻道から上咽頭までくまなく観察する．
口腔：犬歯窩，硬口蓋の膨隆，潰瘍形成，開口障害などの有無を観察する．
顔面：眼球偏位，眼球突出，頬部腫脹，発赤の有無などをみる．

#### （2）神経学的検査
嗅覚障害，視力障害，眼球運動障害，顔面の知覚障害などを調べる．

#### （3）画像診断
単純 X 線のみでなく，CT や MRI も必須のものとなってきた．CT は水平断のみでなく前額断も撮影し，頭蓋底の骨破壊の有無を観察する．MRI は眼窩内，側頭下窩，頭蓋底への浸潤の診断に重要である．

#### （4）組織診断
鼻腔，口腔に腫瘍が観察されれば，生検による組織診断は容易である．しかし腫瘍を直視できない場合は，犬歯窩切開による試験開洞，あるいは鼻内視鏡手術による鼻内からの上顎洞開放，組織採取が必要となる．

### 付．上顎洞癌手術法の定義

① 上顎部分切除術
　上顎歯肉部，硬口蓋，上顎洞内側壁，上顎洞外側壁，眼窩下壁など上顎骨の一部を切除する術式．上顎洞前壁を開放し洞内の腫瘍を掻き出す手術も本術式に含む．

② 上顎全摘術
　上顎骨全体に加え，頬骨・骨周囲に付着する咀嚼筋群，鼻骨，固有鼻腔内容，篩骨蜂巣などの一部を含めて摘出する術式。進展範囲によっては翼状突起も合併切除する。
③ 上顎拡大全摘術
　上顎全摘術と同時に眼窩内容も合併切除する術式。
④ 頭蓋底郭清術
　腫瘍浸潤のある前頭洞後壁，篩骨洞天蓋，眼窩天蓋，あるいは蝶形骨小翼大翼など頭蓋底を構成する骨組織を頭蓋外から除去する，あるいは開頭も同時に行い頭蓋内外から頭蓋底を合併切除する術式。腫瘍浸潤のある脳硬膜を合併切除することもある。開頭により頭蓋内外から頭蓋底合併切除を行った場合，前頭蓋底合併切除か，中頭蓋底合併切除あるいは前中頭蓋底合併切除かを明記する。

## 3. 上咽頭 (ICD-O-3 C11)

　本分類は上咽頭の癌腫に適用する。病変の組織学的確定診断が必要である。
　カテゴリー評価のための診断法はTカテゴリーは身体的検査，内視鏡検査と画像診断，N，Mカテゴリーは身体的検査と画像診断である。

### 1) 解剖学的事項
　後上壁：硬口蓋と軟口蓋の接合部の高さから頭蓋底まで（C11.0, 1）
　側　壁：Rosenmüller窩を含む（C11.2）
　下　壁：軟口蓋上面（C11.3）
　　注：鼻中隔の後縁を含む後鼻孔の縁は固有鼻腔に含める。

### 2) TNM分類
#### T-原発腫瘍
　TX　原発腫瘍の評価が不可能
　T0　原発腫瘍を認めない
　Tis　上皮内癌

　T1　上咽頭に限局する腫瘍，または中咽頭および/または鼻腔に進展するが，傍咽頭間隙への浸潤を伴わない腫瘍
　T2　傍咽頭間隙へ進展する腫瘍，および/または内側翼突筋，外側翼突筋および/または椎前筋に浸潤する腫瘍
　T3　頭蓋底骨構造，頸椎，翼状突起，および/または副鼻腔に浸潤する腫瘍
　T4　頭蓋内に進展する腫瘍，および/または脳神経，下咽頭，眼窩，耳下腺に浸潤する腫瘍，および/または外側翼突筋の外側表面をこえて浸潤する腫瘍

### N-領域リンパ節
- NX　領域リンパ節の評価が不可能
- N0　領域リンパ節転移なし
- N1　輪状軟骨の尾側縁より上方の，一側頸部リンパ節転移および/または一側/両側咽頭後リンパ節転移で最大径が6 cm 以下
- N2　輪状軟骨の尾側縁より上方の両側頸部リンパ節転移で最大径が6 cm 以下
- N3　最大径が6 cm をこえる頸部リンパ節転移，および/または輪状軟骨の尾側縁より下方に進展

注
　正中リンパ節は同側リンパ節である。

### M-遠隔転移
- M0　遠隔転移なし
- M1　遠隔転移あり

### 病期分類

| | | | |
|---|---|---|---|
| 0 期 | Tis | N0 | M0 |
| Ⅰ期 | T1 | N0 | M0 |
| Ⅱ期 | T1 | N1 | M0 |
| | T2 | N0，N1 | M0 |
| Ⅲ期 | T1，T2 | N2 | M0 |
| | T3 | N0，N1，N2 | M0 |
| ⅣA 期 | T4 | N0，N1，N2 | M0 |
| | T に関係なく | N3 | M0 |
| ⅣB 期 | T に関係なく | N に関係なく | M1 |

## 3）診　断

### （1）上咽頭内視鏡検査
　上咽頭内視鏡検査は原発腫瘍の咽頭腔内および鼻腔内における広がりをみるために必須の検査である。

### （2）後鼻鏡検査
　後鼻鏡検査は原発腫瘍の咽頭腔内における広がりをみるのに適した検査である。咽頭反射が強くて所見の取りにくい場合には，鼻腔・咽頭を表面麻酔したうえで鼻腔からネラトンカテーテルを挿入して口腔外へ引き出し，軟口蓋を前上方に牽引して観察を行う。しかし，最近ではこのように所見の得られにくい症例では上咽頭内視鏡検査のみですませる傾向がある。前鼻鏡検査，耳鏡検査も必ず行う必要がある。

### （3）脳神経の検査
　脳神経麻痺の有無は予後を左右する大きな因子であり，これを確認することは必須である。特に眼球，軟口蓋，舌，喉頭の運動および顔面の知覚に注意する。

### (4) 画像診断

CT および MRI は原発腫瘍の深部浸潤の有無をみるために必須の検査である。これらの画像診断がなければ正確な T 分類は行えない。CT は特に骨への浸潤の有無をみるのに適しており，MRI は軟部組織への進展をみるのに適している。

### (5) 生検方法

上咽頭を内視鏡で観察しながら，経鼻的に鉗子を挿入して生検を行う。病変が鼻腔内に浸潤する場合には，鼻鏡で鼻腔内を観察するだけでも生検を行えることがある。ネラトンカテーテルで軟口蓋を前上方へ牽引し，口腔内から内視鏡または後鼻鏡で上咽頭を観察して生検を行う方法もある。上咽頭癌では粘膜下浸潤が主体で肉眼的に病変を証明しづらい症例があり，このような場合には blind biopsy を繰り返し行ったり擦過細胞診を併用する必要がある。

### 付．上咽頭癌手術法

上咽頭癌の原発巣に対する手術が行われることは稀である。照射後の小規模残存巣，腺由来の癌などに対して切除が行われることがある。腫瘍へのアプローチの経路により，経口蓋法，経上顎洞法，側方到達法などに分けられる。

## 4．中咽頭 (ICD-O-3 C01, C05.1-2, C09.0-1, 9, C10.0, 2-3)

本分類は中咽頭の癌腫に適用する。病変の組織学的確定診断が必要である。

カテゴリー評価のための診断法は T カテゴリーは身体的検査，内視鏡検査と画像診断，N，M カテゴリーは身体的検査と画像診断である。

### 1）解剖学的事項

中咽頭は硬口蓋，軟口蓋の移行部から舌骨上縁（または喉頭蓋谷底部）の高さまでの範囲をいい，次の亜部位に細分される。

(1) 前　壁（舌喉頭蓋部）
　① 舌根（有郭乳頭より後方の舌または舌後方 1/3）（C01）
　② 喉頭蓋谷（C10.0）
(2) 側　壁（C10.2）
　① 口蓋扁桃（C09.9）
　② 扁桃窩（C09.0）および口蓋弓（C09.1）
　③ 舌扁桃溝（口蓋弓）（C09.1）
(3) 後　壁（C10.3）
(4) 上　壁
　① 軟口蓋下面（C05.1）
　② 口蓋垂（C05.2）

## 2）TNM 分類

### T-原発腫瘍

TX 原発腫瘍の評価が不可能
T0 原発腫瘍を認めない
Tis 上皮内癌

#### p16 陰性または不明

T1 最大径が 2 cm 以下の腫瘍
T2 最大径が 2 cm をこえるが 4 cm 以下の腫瘍
T3 最大径が 4 cm をこえる腫瘍，または喉頭蓋舌面へ進展する腫瘍
T4a 次のいずれかに浸潤する腫瘍：喉頭*，舌深層の筋肉/外舌筋（オトガイ舌筋，舌骨舌筋，口蓋舌筋，茎突舌筋），内側翼突筋，硬口蓋，または下顎骨
T4b 次のいずれかに浸潤する腫瘍：外側翼突筋，翼状突起，上咽頭側壁，頭蓋底，または頸動脈を全周性に取り囲む腫瘍

注
*舌根または喉頭蓋谷の原発腫瘍から喉頭蓋舌面表面への粘膜進展は喉頭浸潤ではない。

#### p16 陽性

T1 最大径が 2 cm 以下の腫瘍
T2 最大径が 2 cm をこえるが 4 cm 以下の腫瘍
T3 最大径が 4 cm をこえる腫瘍，または喉頭蓋舌面へ進展する腫瘍
T4 次のいずれかに浸潤する腫瘍：喉頭*，舌深層の筋肉/外舌筋（オトガイ舌筋，舌骨舌筋，口蓋舌筋，茎突舌筋），内側翼突筋，硬口蓋，下顎骨，外側翼突筋，翼状突起，上咽頭側壁，頭蓋底，または頸動脈を全周性に取り囲む腫瘍

注
*舌根または喉頭蓋谷の原発腫瘍から喉頭蓋舌面表面への粘膜進展は喉頭浸潤ではない。

### N-領域リンパ節

#### p16 陰性

NX 領域リンパ節の評価が不可能
N0 領域リンパ節転移なし
N1 同側の単発性リンパ節転移で最大径が 3 cm 以下かつ節外浸潤なし
N2 以下に記す転移：
　　N2a 同側の単発性リンパ節転移で最大径が 3 cm をこえるが 6 cm 以下かつ節外浸潤なし
　　N2b 同側の多発性リンパ節転移で最大径が 6 cm 以下かつ節外浸潤なし
　　N2c 両側または対側のリンパ節転移で最大径が 6 cm 以下かつ節外浸潤なし
N3a 最大径が 6 cm をこえるリンパ節転移で節外浸潤なし
N3b 単発性または多発性リンパ節転移で臨床的節外浸潤*あり

注
*皮膚浸潤か，下層の筋肉もしくは隣接構造に強い固着や結合を示す軟部組織の浸潤がある場合，または神経浸潤の臨床的症状がある場合は，臨床的節外浸潤として分類する。
正中リンパ節は同側リンパ節である。

### ▎p16 陽性

- NX　領域リンパ節の評価が不可能
- N0　領域リンパ節転移なし
- N1　一側のリンパ節転移で最大径がすべて 6 cm 以下
- N2　対側または両側のリンパ節転移で最大径がすべて 6 cm 以下
- N3　最大径が 6 cm をこえるリンパ節転移

注
　正中リンパ節は同側リンパ節である。

### M−遠隔転移

- M0　遠隔転移なし
- M1　遠隔転移あり

### 病期分類

### ▎p16 陰性

| | | | |
|---|---|---|---|
| 0 期 | Tis | N0 | M0 |
| Ⅰ期 | T1 | N0 | M0 |
| Ⅱ期 | T2 | N0 | M0 |
| Ⅲ期 | T3 | N0 | M0 |
| | T1, T2, T3 | N1 | M0 |
| ⅣA 期 | T1, T2, T3 | N2 | M0 |
| | T4a | N0, N1, N2 | M0 |
| ⅣB 期 | T4b | N に関係なく | M0 |
| | T に関係なく | N3 | M0 |
| ⅣC 期 | T に関係なく | N に関係なく | M1 |

### ▎p16 陽性

| | | | |
|---|---|---|---|
| 0 期 | Tis | N0 | M0 |
| Ⅰ期 | T1, T2 | N0, N1 | M0 |
| Ⅱ期 | T1, T2 | N2 | M0 |
| | T3 | N0, N1, N2 | M0 |
| Ⅲ期 | T1, T2, T3 | N3 | M0 |
| | T4 | N に関係なく | M0 |
| Ⅳ期 | T に関係なく | N に関係なく | M1 |

## 3）診　断

　進展範囲の判定は視診，触診，内視鏡，画像診断などにより行う。進展部位を列記し，その最長径を記録する。深部進展については CT，MRI が役立つが，開口障害などの症状により推定することも可能である。開口障害の有無および程度の記載が必要である。腫瘍の性状については表在型，隆起型，潰瘍型，内向型，混合型に分類して記載をする。
　中咽頭は頭頸部領域では最も多彩な悪性腫瘍の発生する部位である。特に悪性リンパ腫

や小唾液腺由来の粘膜下腫瘍もしばしばみられるので，その硬度について記載しておく必要がある。

## 付．中咽頭癌手術法

中咽頭の手術法は一般に用いられている用語がない。経口的切除か否か，および切除した亜部位を列記するのが1つの方法であろう。比較的多い切除範囲を挙げると以下のようになる。

a. 前　壁
① 舌根切除
② 舌根・喉頭蓋切除
b. 側　壁
① 側壁切除
② 軟口蓋半側切除＋片側側壁切除
③ 軟口蓋半側切除＋片側側壁切除＋舌根半側切除
c. 後　壁
① 後壁切除
d. 上　壁
① 口蓋垂切除
② 軟口蓋切除
③ 軟口蓋全摘＋両側側壁切除

## 5. 下咽頭 (ICD-O-3 C12, C13)

本分類は下咽頭の癌腫に適用する。病変の組織学的確定診断が必要である。
カテゴリー評価のための診断法はTカテゴリーは身体的検査，内視鏡検査と画像診断，N，Mカテゴリーは身体的検査と画像診断である。

### 1）解剖学的事項

下咽頭は舌骨上縁（または喉頭蓋谷底部）から輪状軟骨下縁の高さまでの範囲をいい，次の亜部位に細分される。
(1) 咽頭食道接合部（輪状後部）(C13.0)：披裂軟骨と披裂間部の高さから輪状軟骨下縁まで，つまり下咽頭の前壁を構成する
(2) 梨状陥凹（C12.9）：咽頭喉頭蓋ヒダから食道上端まで。外側は甲状軟骨，内側は披裂喉頭蓋ヒダの下咽頭面（C13.1）と披裂軟骨および輪状軟骨を境界としている
(3) 咽頭後壁（C13.2）：舌骨上縁（喉頭蓋谷の底部）の高さから輪状軟骨の下縁まで，および一方の梨状陥凹尖端から他方の尖端まで

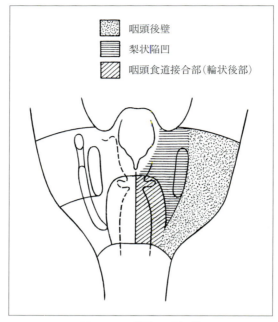

**図5 下咽頭の亜部位**

① 後壁と輪状後部の境界：梨状陥凹尖端より下方の輪状軟骨板の側縁である
② 後壁と梨状陥凹の境界：甲状軟骨の外側線である
③ 梨状陥凹と輪状後部の境界：輪状軟骨板の側縁である
④ 喉頭と梨状陥凹の境界：披裂喉頭蓋ヒダの稜線を境界とする。ただし，披裂部は後面を含めて喉頭とする

## 2）TNM分類
### T-原発腫瘍

TX 原発腫瘍の評価が不可能
T0 原発腫瘍を認めない
Tis 上皮内癌

T1 下咽頭の1亜部位に限局，および/または最大径が2cm以下の腫瘍
T2 片側喉頭の固定がなく，下咽頭の1亜部位をこえるか，隣接部位に浸潤する腫瘍，または最大径が2cmをこえるが4cm以下で片側喉頭の固定がない腫瘍
T3 最大径が4cmをこえる，または片側喉頭の固定がある，または食道粘膜に進展する腫瘍
T4a 次のいずれかに浸潤する腫瘍：甲状軟骨，輪状軟骨，舌骨，甲状腺，食道頸部正中軟部組織*
T4b 椎前筋膜に浸潤する腫瘍，頸動脈を全周性に取り囲む腫瘍，または縦隔に浸潤する腫瘍

注
＊頸部正中軟部組織には，前喉頭筋群および皮下脂肪組織が含まれる。

### N-領域リンパ節

- NX　領域リンパ節の評価が不可能
- N0　領域リンパ節転移なし
- N1　同側の単発性リンパ節転移で最大径が3 cm以下かつ節外浸潤なし
- N2　以下に記す転移：
    - N2a　同側の単発性リンパ節転移で最大径が3 cmをこえるが6 cm以下かつ節外浸潤なし
    - N2b　同側の多発性リンパ節転移で最大径が6 cm以下かつ節外浸潤なし
    - N2c　両側または対側のリンパ節転移で最大径が6 cm以下かつ節外浸潤なし
- N3a　最大径が6 cmをこえるリンパ節転移で節外浸潤なし
- N3b　単発性または多発性リンパ節転移で臨床的節外浸潤*あり

注
*皮膚浸潤か，下層の筋肉もしくは隣接構造に強い固着や結合を示す軟部組織の浸潤がある場合，または神経浸潤の臨床的症状がある場合は，臨床的節外浸潤として分類する。
正中リンパ節は同側リンパ節である。

### M-遠隔転移

- M0　遠隔転移なし
- M1　遠隔転移あり

### 病期分類

| 期 | T | N | M |
|---|---|---|---|
| 0期 | Tis | N0 | M0 |
| Ⅰ期 | T1 | N0 | M0 |
| Ⅱ期 | T2 | N0 | M0 |
| Ⅲ期 | T3 | N0 | M0 |
|  | T1, T2, T3 | N1 | M0 |
| ⅣA期 | T1, T2, T3 | N2 | M0 |
|  | T4a | N0, N1, N2 | M0 |
| ⅣB期 | T4b | Nに関係なく | M0 |
|  | Tに関係なく | N3 | M0 |
| ⅣC期 | Tに関係なく | Nに関係なく | M1 |

### 3）診　断

　進展範囲の判定は視診，触診，内視鏡，画像診断などによる。進展部位を列記し，その最大径を記録する。間接喉頭鏡は簡便で下咽頭全体をみるには有用な方法であるが，詳細な観察には不十分である。内視鏡検査による観察は必須であり，同時にビデオに撮って声帯の動きも記録しておくことが望ましい。深部進展については，CT，MRIが非常に有用であり，必須の検査法である。腫瘍の大きさは，造影X線像やCT，MRIの所見を参考にするが，正確に計測するのは極めて困難である。

## 付．下咽頭癌手術法の定義

① 経口的切除術
　　内視鏡的切除術，内視鏡的咽喉頭手術，ビデオ喉頭鏡手術，レーザー手術など。
② 喉頭温存・下咽頭部分切除術
　　喉頭の一部または全部を温存し，下咽頭の一部を切除する手術。
③ 喉頭摘出・下咽頭部分切除術
　　喉頭を全摘出し，下咽頭の一部を切除する手術。咽頭後壁の粘膜の連続性が保たれる。
④ 下咽頭・喉頭全摘出術
　　喉頭および下咽頭の全摘出を行う手術で，頸部食道まで切除が及ぶ場合も含む。
⑤ 下咽頭・喉頭・食道全摘出術
　　下咽頭・喉頭に加えて食道を全摘出する手術で，食道抜去（blunt dissection）も含む。
⑥ 下咽頭・頸部食道切除術
　　頸部食道癌に対する手術で，頸部食道を中心に下咽頭・上部胸部食道の一部または全部を切除し，喉頭を温存する手術。

## 6. 喉頭（ICD-O-3 C32.0-2, C10.1）

本分類は喉頭の癌腫に適用する。病変の組織学的確定診断が必要である。
　カテゴリー評価のための診断法はTカテゴリーは身体的検査，喉頭鏡検査と画像診断，N，Mカテゴリーは身体的検査と画像診断である。

### 1）解剖学的事項

（1）声門上部（C32.1）
　　① 舌骨上喉頭蓋〔先端，舌面（前面）（C10.1），および喉頭面を含む〕　　｝喉頭入口部
　　② 披裂喉頭蓋ヒダ，喉頭面　　　　　　　　　　　　　　　　　　　　　　　（辺縁部を含む）
　　③ 披裂
　　④ 舌骨下喉頭蓋　　｝喉頭入口部を
　　⑤ 仮声帯*　　　　　除く声門上部
（2）声門（C32.0）
　　① 声帯
　　② 前連合
　　③ 後連合
（3）声門下部（C32.2）
注
　　*原文では ventricular bands（false cords）となっている。

## 2) TNM 分類
### T-原発腫瘍
- TX 原発腫瘍の評価が不可能
- T0 原発腫瘍を認めない
- Tis 上皮内癌

### 声門上部
- T1 声帯運動が正常で，声門上部の1亜部位に限局する腫瘍
- T2 喉頭の固定がなく，声門上部に隣接する2亜部位以上，または声門もしくは声門上部の外側域（例えば舌根粘膜，喉頭蓋谷，梨状陥凹の内壁など）の粘膜に浸潤する腫瘍
- T3 声帯の固定があり喉頭に限局する腫瘍，および/または次のいずれかに浸潤する腫瘍：輪状後部，喉頭蓋前間隙，傍声帯間隙，および/または甲状軟骨の内側皮質
- T4a 甲状軟骨を貫通し浸潤する腫瘍，および/または喉頭外組織，例えば気管，舌深層の筋肉/外舌筋（オトガイ舌筋，舌骨舌筋，口蓋舌筋，茎突舌筋）を含む頸部軟部組織，前頸筋群，甲状腺，もしくは食道に浸潤する腫瘍
- T4b 椎前間隙に浸潤する腫瘍，頸動脈を全周性に取り囲む腫瘍，または縦隔に浸潤する腫瘍

### 声門
- T1 声帯運動が正常で，声帯に限局する腫瘍（前または後連合に達してもよい）
  - T1a 一側声帯に限局する腫瘍
  - T1b 両側声帯に浸潤する腫瘍
- T2 声門上部および/または声門下部に進展する腫瘍，および/または声帯運動の制限を伴う腫瘍
- T3 声帯の固定があり喉頭に限局する腫瘍，および/または傍声帯間隙および/または甲状軟骨の内側皮質に浸潤する腫瘍
- T4a 甲状軟骨の外側皮質を破って浸潤する腫瘍，および/または喉頭外組織，例えば気管，舌深層の筋肉/外舌筋（オトガイ舌筋，舌骨舌筋，口蓋舌筋，茎突舌筋）を含む頸部軟部組織，前頸筋群，甲状腺，食道に浸潤する腫瘍
- T4b 椎前間隙に浸潤する腫瘍，頸動脈を全周性に取り囲む腫瘍，または縦隔に浸潤する腫瘍

### 声門下部
- T1 声門下部に限局する腫瘍
- T2 声帯に進展し，その運動が正常か制限されている腫瘍
- T3 声帯の固定があり，喉頭に限局する腫瘍
- T4a 輪状軟骨もしくは甲状軟骨に浸潤する腫瘍，および/または喉頭外組織，例えば気管，舌深層の筋肉/外舌筋（オトガイ舌筋，舌骨舌筋，口蓋舌筋，茎突舌筋）を含む頸部軟部組織，前頸筋群，甲状腺，食道に浸潤する腫瘍
- T4b 椎前間隙に浸潤する腫瘍，頸動脈を全周性に取り囲む腫瘍，または縦隔に浸潤する腫瘍

### N-領域リンパ節

NX 領域リンパ節の評価が不可能
N0 領域リンパ節転移なし
N1 同側の単発性リンパ節転移で最大径が3 cm以下かつ節外浸潤なし
N2 以下に記す転移：
　　N2a 同側の単発性リンパ節転移で最大径が3 cmをこえるが6 cm以下かつ節外浸潤なし
　　N2b 同側の多発性リンパ節転移で最大径が6 cm以下かつ節外浸潤なし
　　N2c 両側または対側のリンパ節転移で最大径が6 cm以下かつ節外浸潤なし
N3a 最大径が6 cmをこえるリンパ節転移で節外浸潤なし
N3b 単発性または多発性リンパ節転移で臨床的節外浸潤*あり
注
　*皮膚浸潤か，下層の筋肉もしくは隣接構造に強い固着や結合を示す軟部組織の浸潤がある場合，または神経浸潤の臨床的症状がある場合は，臨床的節外浸潤として分類する。
　正中リンパ節は同側リンパ節である。

### M-遠隔転移

M0 遠隔転移なし
M1 遠隔転移あり

### 病期分類

| | | | |
|---|---|---|---|
| 0期 | Tis | N0 | M0 |
| Ⅰ期 | T1 | N0 | M0 |
| Ⅱ期 | T2 | N0 | M0 |
| Ⅲ期 | T3 | N0 | M0 |
| | T1, T2, T3 | N1 | M0 |
| ⅣA期 | T4a | N0, N1 | M0 |
| | T1, T2, T3, T4a | N2 | M0 |
| ⅣB期 | T4b | Nに関係なく | M0 |
| | Tに関係なく | N3 | M0 |
| ⅣC期 | Tに関係なく | Nに関係なく | M1 |

### 3）診　断

#### （1）喉頭鏡検査，内視鏡検査

　喉頭癌であるか否かの診断は間接喉頭鏡検査で容易であるが，確定するためには組織検査が必要である。また癌腫の主在部位と進展範囲を確認するためには喉頭内視鏡を用いて詳細に観察するか，喉頭直達鏡下にマイクロスコープを使って詳細に検査するのがよい。
　癌腫の表在性進展範囲の他に深達性進展度を推察するために，声帯の運動障害の有無とその程度は必ず記載しておかなければならない。この場合，声帯の運動性と披裂部の運動性とは異なることも多いので注意しなくてはならない。また，喉頭ストロボスコピーは，

前癌病変との鑑別や早期声門癌の浸潤程度の把握に有用である。

### (2) X線検査
喉頭高圧撮影（発声時，吸気時それぞれ2方向計4枚），断層撮影（前額断）が行われている。咽頭に浸潤する場合は咽頭・食道造影が有用である。内視鏡の発達により喉頭造影はほとんど行われなくなった。

### (3) 画像診断
CT，MRI が行われる。舌根部や甲状軟骨などへの深部浸潤の把握には画像診断が必須である。Thin slice の CT や helical CT により詳細な画像が得られるようになってきた。

付．喉頭癌手術法

喉頭癌の手術は下記の ①〜⑤ に大別される。
① 経口的切除術
　　内視鏡的切除術，内視鏡的咽喉頭手術，ビデオ喉頭鏡手術，レーザー手術など。
② 喉頭部分切除術
③ 喉頭亜全摘出術
④ 喉頭全摘出術
⑤ その他

## 7. 大唾液腺 (ICD-O-3 C07, C08)

本分類は大唾液腺の癌腫に適用する。小唾液腺（上気道消化管の粘膜に存在する粘液分泌腺）由来の腫瘍は本分類を適用せず，原発巣の解剖学的部位に従って分類する（例えば口唇）。病変の組織学的確定診断が必要である。

カテゴリー評価のための診断法は身体的検査と画像診断である。

### 1) 解剖学的事項
耳下腺（C07.9）
顎下腺（C08.0）
舌下腺（C08.1）

### 2) TNM 分類
**T-原発腫瘍**

TX　原発腫瘍の評価が不可能
T0　原発腫瘍を認めない

T1　最大径が 2 cm 以下の腫瘍で，実質外進展*なし
T2　最大径が 2 cm をこえるが 4 cm 以下の腫瘍で，実質外進展*なし

T3　最大径が4cmをこえる腫瘍，および/または実質外進展*を伴う腫瘍
T4a　皮膚，下顎骨，外耳道，および/または顔面神経に浸潤する腫瘍
T4b　頭蓋底および/または翼状突起に浸潤する腫瘍，および/または頸動脈を全周性に取り囲む腫瘍

注
　*実質外進展とは，臨床的，肉眼的に軟部組織または神経に浸潤しているものをいう。ただし，T4aおよびT4bに定義された組織への浸潤は除く。顕微鏡的証拠のみでは臨床分類上，実質外進展とはならない。

## N-領域リンパ節
NX　領域リンパ節の評価が不可能
N0　領域リンパ節転移なし
N1　同側の単発性リンパ節転移で最大径が3cm以下かつ節外浸潤なし
N2　以下に記す転移：
　　N2a　同側の単発性リンパ節転移で最大径が3cmをこえるが6cm以下かつ節外浸潤なし
　　N2b　同側の多発性リンパ節転移で最大径が6cm以下かつ節外浸潤なし
　　N2c　両側または対側のリンパ節転移で最大径が6cm以下かつ節外浸潤なし
N3a　最大径が6cmをこえるリンパ節転移で節外浸潤なし
N3b　単発性または多発性リンパ節転移で臨床的節外浸潤*あり

注
　*皮膚浸潤か，下層の筋肉もしくは隣接構造に強い固着や結合を示す軟部組織の浸潤がある場合，または神経浸潤の臨床的症状がある場合は，臨床的節外浸潤として分類する。
　正中リンパ節は同側リンパ節である。

## M-遠隔転移
M0　遠隔転移なし
M1　遠隔転移あり

## 病期分類

| | | | |
|---|---|---|---|
| 0期 | Tis | N0 | M0 |
| I期 | T1 | N0 | M0 |
| II期 | T2 | N0 | M0 |
| III期 | T3 | N0 | M0 |
| | T1, T2, T3 | N1 | M0 |
| IVA期 | T1, T2, T3 | N2 | M0 |
| | T4a | N0, N1, N2 | M0 |
| IVB期 | T4b | Nに関係なく | M0 |
| | Tに関係なく | N3 | M0 |
| IVC期 | Tに関係なく | Nに関係なく | M1 |

## 3）診 断

大唾液腺癌の分類の基準は前述のごとく，腫瘍の大きさ，癒着，顔面神経麻痺の有無が基準となる。

### （1）腫瘍の大きさの判定

腫瘍の大きさは経皮的にノギスその他で測定するが，この際，皮下組織の厚さが加わるので，その点を考慮しなければならない。正確な腫瘍径は摘出標本との対応を要するが，唾影像やCT，MRI，超音波なども参考とすべきである。しかし腫瘍が浸潤性に周囲組織に進展する場合には正確な境界を設定することが困難であり，計測も難しくなる。

### （2）癒着の有無

皮膚との癒着，下部との癒着などは触診で判定可能であるが，微細な癒着を経皮的に判断することは困難な場合もある。超音波，CT，MRIによる腫瘍辺縁像の観察が重要である。

### （3）顔面神経麻痺

耳下腺癌の顔面神経に対する影響の多くは麻痺の形で現れる。また腫瘍の顔面神経への侵襲部位によって，顔面神経全枝に麻痺が現われる場合もあるし，上，中，下枝の部分的麻痺が認められる場合もあり，詳細な観察が必要である。また必要に応じて筋電図，NET検査を行うべきである。

術前に顔面神経麻痺を呈さない症例でも，術中，腫瘍と顔面神経に強い癒着を認める場合もある。

## 付．大唾液腺癌手術法

大唾液腺癌の手術は下記の①～⑧に大別される。
① 耳下腺部分切除術
② 耳下腺浅葉切除術
③ 耳下腺深葉切除術
④ 耳下腺全摘出術
⑤ 耳下腺拡大全摘出術
⑥ 顎下腺切除術
⑦ 舌下腺切除術
⑧ その他

# 8．甲状腺 (ICD-O-3 C73.9)

『甲状腺癌取扱い規約』に従う。

## 9. 上気道消化管の悪性黒色腫 (ICD-O-3 C00-06, 10-14, 30-32)

本分類は頭頸部，すなわち上気道消化管の粘膜悪性黒色腫に適用する。病変の組織学的確定診断と部位別区分が必要である。
カテゴリー評価のための診断法は身体的検査と画像診断である。

### 1）TNM 分類
#### T-原発腫瘍
- TX　原発腫瘍の評価が不可能
- T0　原発腫瘍を認めない

- T3　上皮および/または粘膜下（粘膜病変）に限局する腫瘍
- T4a　軟部組織深部，軟骨，骨，または皮膚に浸潤する腫瘍
- T4b　以下のいずれかに浸潤する腫瘍：脳，硬膜，頭蓋底，下位脳神経（Ⅸ，Ⅹ，Ⅺ，Ⅻ），咀嚼筋間隙，頸動脈，椎前間隙，縦隔

注
　粘膜黒色腫は悪性度の高い腫瘍であるため，T1，T2および病期Ⅰ期，Ⅱ期は省略する。

#### N-領域リンパ節
- NX　領域リンパ節の評価が不可能
- N0　領域リンパ節転移なし
- N1　領域リンパ節転移あり

#### M-遠隔転移
- M0　遠隔転移なし
- M1　遠隔転移あり

#### 病期分類

| | | | |
|---|---|---|---|
| Ⅲ期 | T3 | N0 | M0 |
| ⅣA期 | T4a | N0 | M0 |
| | T3, T4a | N1 | M0 |
| ⅣB期 | T4b | Nに関係なく | M0 |
| ⅣC期 | Tに関係なく | Nに関係なく | M1 |

## 10. 原発不明-頸部リンパ節 (ICD-O-3 C76.0)

　本分類は組織学的に扁平上皮癌のリンパ節転移が確認されるが，原発癌が認められないものに適用する。EBV および HPV/p16 関連腫瘍を特定する組織学的検査が必要である。EBV のエビデンスがある場合，上咽頭の分類を適用する。HPV および免疫組織化学的な p16 過剰発現のエビデンスがある場合は，p16 陽性中咽頭の分類を適用する。

### 1）TNM 分類
**EBV および HPV/p16 陰性または不明**
**T-原発腫瘍**
　T0　　原発腫瘍を認めない
**N-領域リンパ節**
　N1　　一側の単発性リンパ節転移で最大径が 3 cm 以下かつ節外浸潤なし
　N2　　以下に記す転移：
　　　N2a　単発性リンパ節転移で最大径が 3 cm をこえるが 6 cm 以下かつ節外浸潤なし
　　　N2b　多発性リンパ節転移で最大径が 6 cm 以下かつ節外浸潤なし
　　　N2c　両側のリンパ節転移で最大径が 6 cm 以下かつ節外浸潤なし
　N3a　最大径が 6 cm をこえるリンパ節移転で節外浸潤なし
　N3b　単発性または多発性リンパ節転移で臨床的節外浸潤*あり
　注
　　　*皮膚浸潤か，下層の筋肉もしくは隣接構造に強い固着や結合を示す軟部組織の浸潤がある場合，または神経浸潤の臨床的症状がある場合は，臨床的節外浸潤として分類する。
　　　正中リンパ節は同側リンパ節である。
**M-遠隔転移**
　M0　　遠隔転移なし
　M1　　遠隔転移あり
**病期分類**

| | | | |
|---|---|---|---|
| Ⅲ期 | T0 | N1 | M0 |
| ⅣA 期 | T0 | N2 | M0 |
| ⅣB 期 | T0 | N3 | M0 |
| ⅣC 期 | T0 | N1, N2, N3 | M1 |

## HPV/p16 陽性
### T-原発腫瘍
T0　原発腫瘍を認めない
### N-領域リンパ節
N1　一側の頸部リンパ節転移で最大径がすべて 6 cm 以下
N2　対側または両側の頸部リンパ節転移で最大径がすべて 6 cm 以下
N3　最大径が 6 cm をこえる頸部リンパ節転移
### M-遠隔転移
M0　遠隔転移なし
M1　遠隔転移あり
### 病期分類
| | | | |
|---|---|---|---|
| Ⅰ期 | T0 | N1 | M0 |
| Ⅱ期 | T0 | N2 | M0 |
| Ⅲ期 | T0 | N3 | M0 |
| Ⅳ期 | T0 | N1, N2, N3 | M1 |

## EBV 陽性
### T-原発腫瘍
T0　原発腫瘍を認めない
### N-領域リンパ節
N1　輪状軟骨の尾側縁より上方の，一側頸部リンパ節転移および/または一側/両側咽頭後リンパ節転移で最大径が 6 cm 以下
N2　輪状軟骨の尾側縁より上方の両側頸部リンパ節転移で最大径が 6 cm 以下
N3　最大径が 6 cm をこえる頸部リンパ節転移，および/または輪状軟骨の尾側縁より下方に進展
注
　正中リンパ節は同側リンパ節である。
### M-遠隔転移
M0 遠隔転移なし
### 病期分類
| | | | |
|---|---|---|---|
| Ⅱ期 | T0 | N1 | M0 |
| Ⅲ期 | T0 | N2 | M0 |
| ⅣA期 | T0 | N3 | M0 |
| ⅣB期 | T0 | N1, N2, N3 | M1 |

## 11. UICC 臨床病期分類要約

### TN 分類要約

| 口唇および口腔 | |
|---|---|
| T1 | 最大径≦2 cm かつ 深達度≦5 mm |
| T2 | 最大径≦2 cm かつ 深達度＞5 mm<br>または<br>2 cm＜最大径≦4 cm かつ 深達度≦10 mm |
| T3 | 2 cm＜最大径≦4 cm かつ 深達度＞10 mm<br>または<br>最大径＞4 cm かつ 深達度≦10 mm |
| T4a | 口唇：下顎骨皮質を貫通，下歯槽神経，口腔底，オトガイ部または外鼻の皮膚に浸潤<br>口腔：最大径＞4 cm かつ 深達度＞10 mm<br>または下顎もしくは上顎の骨皮質を貫通するか上顎洞に浸潤，または顔面皮膚に浸潤 |
| T4b | 咀嚼筋間隙，翼状突起，頭蓋底に浸潤，または内頸動脈を全周性に取り囲む |
| N1 | 同側単発≦3 cm かつ 節外浸潤なし |
| N2 | (a) 3 cm＜同側単発≦6 cm かつ 節外浸潤なし<br>(b) 同側多発≦6 cm かつ 節外浸潤なし<br>(c) 両側または対側≦6 cm かつ 節外浸潤なし |
| N3 | (a) 最大径＞6 cm かつ 節外浸潤なし<br>(b) 単発または多発 かつ 臨床的節外浸潤あり |

| 鼻腔および副鼻腔 | |
|---|---|
| **上顎洞** | |
| T1 | 上顎洞粘膜に限局，骨吸収または骨破壊を認めない |
| T2 | 骨吸収または骨破壊のある，硬口蓋および/または中鼻道に進展する腫瘍を含むが，上顎洞後壁および翼状突起に進展する腫瘍を除く |
| T3 | 次のいずれかに浸潤：上顎洞後壁の骨，皮下組織，眼窩底または眼窩内側壁，翼突窩，篩骨洞 |
| T4a | 次のいずれかに浸潤：眼窩内容前部，頬部皮膚，翼状突起，側頭下窩，篩板，蝶形洞，前頭洞 |
| T4b | 次のいずれかに浸潤：眼窩尖端，硬膜，脳，中頭蓋窩，三叉神経第二枝（V2）以外の脳神経，上咽頭，斜台 |
| **鼻腔・篩骨洞** | |
| T1 | 骨浸潤の有無に関係なく，鼻腔または篩骨洞の1亜部位に限局 |
| T2 | 骨浸潤の有無に関係なく，鼻腔もしくは篩骨洞の2つの亜部位に浸潤，または鼻腔および篩骨洞の両方に浸潤 |
| T3 | 次のいずれかに浸潤：眼窩内側壁または眼窩底，上顎洞，口蓋，篩板 |
| T4a | 次のいずれかに浸潤：眼窩内容前部，外鼻の皮膚，頬部皮膚，前頭蓋窩（軽度進展），翼状突起，蝶形洞，前頭洞 |
| T4b | 次のいずれかに浸潤：眼窩尖端，硬膜，脳，中頭蓋窩，三叉神経第二枝（V2）以外の脳神経，上咽頭，斜台 |

| | | |
|---|---|---|
| | N1 | 同側単発≦3 cm かつ 節外浸潤なし |
| | N2 | (a) 3 cm＜同側単発≦6 cm かつ 節外浸潤なし |
| | | (b) 同側多発≦6 cm かつ 節外浸潤なし |
| | | (c) 両側もしくは対側≦6 cm かつ 節外浸潤なし |
| | N3 | (a) 最大径＞6 cm かつ 節外浸潤なし |
| | | (b) 単発または多発 かつ 臨床的節外浸潤あり |

| 上咽頭 | | |
|---|---|---|
| | T1 | 上咽頭に限局，または中咽頭および/または鼻腔に進展するが傍咽頭間隙への浸潤を伴わない |
| | T2 | 傍咽頭間隙へ進展，および/または内側翼突筋，外側翼突筋および/または椎前筋に浸潤 |
| | T3 | 頭蓋底骨構造，頸椎，翼状突起，および/または副鼻腔に浸潤 |
| | T4 | 頭蓋内に進展，および/または脳神経，下咽頭，眼窩，耳下腺に浸潤，および/または外側翼突筋の外側表面をこえて浸潤 |
| | N1 | 輪状軟骨の尾側縁より上方，一側頸部および/または一側/両側咽頭後≦6 cm |
| | N2 | 輪状軟骨の尾側縁より上方，両側頸部≦6 cm |
| | N3 | 最大径＞6 cm および/または 輪状軟骨の尾側縁より下方に進展 |

| 中咽頭-p16 陰性または不明 | | |
|---|---|---|
| | T1 | 最大径≦2 cm |
| | T2 | 2 cm＜最大径≦4 cm |
| | T3 | 最大径＞4 cm または 喉頭蓋舌面へ進展 |
| | T4a | 次のいずれかに浸潤：喉頭，舌深層の筋肉/外舌筋（オトガイ舌筋，舌骨舌筋，口蓋舌筋，茎突舌筋），内側翼突筋，硬口蓋，または下顎骨 |
| | T4b | 次のいずれかに浸潤：外側翼突筋，翼状突起，上咽頭側壁，頭蓋底，または頸動脈を全周性に取り囲む腫瘍 |
| | N1 | 同側単発≦3 cm かつ 節外浸潤なし |
| | N2 | (a) 3 cm＜同側単発≦6 cm かつ 節外浸潤なし |
| | | (b) 同側多発≦6 cm かつ 節外浸潤なし |
| | | (c) 両側または対側≦6 cm かつ 節外浸潤なし |
| | N3 | (a) 最大径＞6 cm かつ 節外浸潤なし |
| | | (b) 単発または多発 かつ 臨床的節外浸潤あり |

| 中咽頭-p16 陽性 | |
|---|---|
| T1 | 最大径≦2 cm |
| T2 | 2 cm＜最大径≦4 cm |
| T3 | 最大径＞4 cm または 喉頭蓋舌面へ進展 |
| T4 | 次のいずれかに浸潤：喉頭，舌深層の筋肉/外舌筋（オトガイ舌筋，舌骨舌筋，口蓋舌筋，茎突舌筋），内側翼突筋，硬口蓋，下顎骨，外側翼突筋，翼状突起，上咽頭側壁，頭蓋底，または頸動脈を全周性に取り囲む |
| N1 | 一側≦6 cm |
| N2 | 対側または両側≦6 cm |
| N3 | 最大径＞6 cm |

| 下咽頭 | |
|---|---|
| T1 | 下咽頭の1亜部位に限局，および/または最大径≦2 cm |
| T2 | 片側喉頭の固定がなく，下咽頭の1亜部位をこえるか，隣接部位に浸潤，または2 cm＜最大径≦4 cm で片側喉頭の固定がない |
| T3 | 最大径＞4 cm，または片側喉頭の固定，または食道粘膜に進展 |
| T4a | 次のいずれかに浸潤：甲状軟骨，輪状軟骨，舌骨，甲状腺，食道頸部正中軟部組織 |
| T4b | 椎前筋膜に浸潤，頸動脈を全周性に取り囲む，または縦隔に浸潤 |
| N1 | 同側単発≦3 cm かつ 節外浸潤なし |
| N2 | (a) 3 cm＜同側単発≦6 cm かつ 節外浸潤なし<br>(b) 同側多発≦6 cm かつ 節外浸潤なし<br>(c) 両側または対側≦6 cm かつ 節外浸潤なし |
| N3 | (a) 最大径＞6 cm かつ 節外浸潤なし<br>(b) 単発または多発 かつ 臨床的節外浸潤あり |

| 喉　頭 | |
|---|---|
| | **声門上部** |
| T1 | 声帯運動が正常で，声門上部の1亜部位に限局 |
| T2 | 喉頭の固定がなく，声門上部に隣接する2亜部位以上，または，声門もしくは声門上部の外側域（例えば舌根粘膜，喉頭蓋谷，梨状陥凹の内壁など）の粘膜に浸潤 |
| T3 | 声帯の固定があり喉頭に限局，および/または次のいずれかに浸潤：輪状後部，喉頭蓋前間隙，傍声帯間隙，および/または甲状軟骨の内側皮質 |
| T4a | 甲状軟骨を貫通し浸潤，および/または喉頭外組織，例えば気管，舌深層の筋肉/外舌筋（オトガイ舌筋，舌骨舌筋，口蓋舌筋，茎突舌筋）を含む頸部軟部組織，前頸筋群，甲状腺，もしくは食道に浸潤 |
| T4b | 椎前間隙に浸潤，頸動脈を全周性に取り囲む，または縦隔に浸潤 |

|  |  |
|---|---|
|  | **声門** |
| T1 | 声帯運動が正常で，声帯に限局（前または後連合に達してもよい） |
| T1a | 一側声帯に限局 |
| T1b | 両側声帯に浸潤 |
| T2 | 声門上部および/または声門下部に進展，および/または声帯運動の制限を伴う |
| T3 | 声帯の固定があり喉頭に限局，および/または傍声帯間隙および/または甲状軟骨の内側皮質に浸潤 |
| T4a | 甲状軟骨の外側皮質を破って浸潤，および/または喉頭外組織，例えば気管，舌深層の筋肉/外舌筋（オトガイ舌筋，舌骨舌筋，口蓋舌筋，茎突舌筋）を含む頸部軟部組織，前頸筋群，甲状腺，食道に浸潤 |
| T4b | 椎前間隙に浸潤，頸動脈を全周性に取り囲む，または縦隔に浸潤 |
|  | **声門下部** |
| T1 | 声門下部に限局 |
| T2 | 声帯に進展し，その運動が正常か制限されている |
| T3 | 声帯の固定があり，喉頭に限局 |
| T4a | 輪状軟骨もしくは甲状軟骨に浸潤，および/または喉頭外組織，例えば気管，舌深層の筋肉/外舌筋（オトガイ舌筋，舌骨舌筋，口蓋舌筋，茎突舌筋）を含む頸部軟部組織，前頸筋群，甲状腺，食道に浸潤 |
| T4b | 椎前間隙に浸潤，頸動脈を全周性に取り囲む，縦隔に浸潤 |
|  | **すべての部位** |
| N1 | 同側単発≦3 cm かつ 節外浸潤なし |
| N2 | (a) 3 cm＜同側単発≦6 cm かつ 節外浸潤なし |
|  | (b) 同側多発≦6 cm かつ 節外浸潤なし |
|  | (c) 両側または対側≦6 cm かつ 節外浸潤なし |
| N3 | (a) 最大径＞6 cm かつ 節外浸潤なし |
|  | (b) 単発または多発 かつ 臨床的節外浸潤あり |

| 大唾液腺 | |
|---|---|
| T1 | 最大径≦2 cm，実質外進展なし |
| T2 | 2 cm＜最大径≦4 cm，実質外進展なし |
| T3 | 最大径＞4 cm，および/または実質外進展を伴う |
| T4a | 皮膚，下顎骨，外耳道，および/または顔面神経に浸潤 |
| T4b | 頭蓋底および/または翼状突起に浸潤，および/または頸動脈を全周性に取り囲む |
| | |
| N1 | 同側単発≦3 cm かつ 節外浸潤なし |
| N2 | (a) 3 cm＜同側単発≦6 cm かつ 節外浸潤なし |
| | (b) 同側多発≦6 cm かつ 節外浸潤なし |
| | (c) 両側あるいは対側≦6 cm かつ 節外浸潤なし |
| N3 | (a) 最大径＞6 cm かつ 節外浸潤なし |
| | (b) 単発または多発 かつ 臨床的節外浸潤あり |

| 甲状腺 | |
|---|---|
| T1 | 最大径≦2 cm，甲状腺に限局 |
| T1a | 最大径≦1 cm，甲状腺に限局 |
| T1b | 1 cm＜最大径≦2 cm，甲状腺に限局 |
| T2 | 2 cm＜最大径≦4 cm，甲状腺に限局 |
| T3 | 最大径＞4 cm，甲状腺に限局または前頸筋群（胸骨舌骨筋，胸骨甲状筋，もしくは肩甲舌骨筋）にのみ浸潤する甲状腺外進展を認める |
| T3a | 最大径＞4 cm，甲状腺に限局 |
| T3b | 大きさに関係なく，前頸筋群（胸骨舌骨筋，胸骨甲状筋，または肩甲舌骨筋）に浸潤 |
| T4a | 甲状腺の被膜をこえて進展し，次のいずれかに浸潤：皮下軟部組織，喉頭，気管，食道，反回神経 |
| T4b | 椎前筋膜，縦隔内の血管に浸潤，または頸動脈を全周性に取り囲む |
| | |
| N1 | 領域リンパ節転移あり |
| | (a) レベルⅥ（気管前および気管傍，喉頭前/Delphian），または上縦隔 |
| | (b) その他の同側，両側もしくは対側（レベルⅠ，Ⅱ，Ⅲ，Ⅳ，Ⅴ）または咽頭後 |

| 上気道消化管の悪性黒色腫 | |
|---|---|
| T3 | 上皮および/または粘膜下（粘膜病変）に限局 |
| T4a | 軟部組織深部，軟骨，骨，または皮膚に浸潤 |
| T4b | 以下のいずれかに浸潤：脳，硬膜，頭蓋底，下位脳神経（IX，X，XI，XII），咀嚼筋間隙，頸動脈，椎前間隙，縦隔 |
| N1 | 領域リンパ節転移あり |

| 原発不明-頸部リンパ節 | |
|---|---|
| | すべての組織型 |
| T0 | 原発腫瘍を認めない |
| | EBV および HPV/p16 陰性または不明 |
| N1 | 一側単発≤3 cm かつ 節外浸潤なし |
| N2 | (a) 3 cm＜単発≤6 cm かつ 節外浸潤なし |
| | (b) 多発≤6 cm かつ 節外浸潤なし |
| | (c) 両側≤6 cm かつ 節外浸潤なし |
| N3 | (a) 最大径＞6 cm かつ 節外浸潤なし |
| | (b) 単発または多発 かつ 臨床的節外浸潤あり |
| | HPV/p16 陽性 |
| N1 | 一側≤6 cm |
| N2 | 対側または両側≤6 cm |
| N3 | 最大径＞6 cm |
| | EBV 陽性 |
| N1 | 輪状軟骨の尾側縁より上方の一側，および/または一側/両側咽頭後≤6 cm |
| N2 | 輪状軟骨の尾側縁より上方の両側≤6 cm |
| N3 | 最大径＞6 cm および/または 輪状軟骨の尾側縁より下方に進展 |

## VII. 病　理

頭頸部は多彩な臓器と器官からなり，多種類の細胞がそれらを構成している。頭頸部各臓器の腫瘍の組織型分類はおおむね上皮性，間葉性腫瘍に大別しつつ，唾液腺型の腫瘍をさらに付け加えた分類からなる。要約すると，1．粘膜上皮から発生する腫瘍，2．唾液腺，涙腺といった付属腺から発生する腫瘍，3．リンパ組織から発生する腫瘍，4．骨・軟部組織から発生する腫瘍に分類される。粘膜上皮に関しては，鼻・副鼻腔，上咽頭，一部の喉頭等を被覆する多列線毛上皮を除くと，ほとんどは重層扁平上皮からなり，それに呼応するように頭頸部領域全体の腫瘍の90％以上は扁平上皮癌が占め，腫瘍全体で最も頻度の高い組織型である。

　従来から頭頸部臓器のT因子は，腫瘍の周囲臓器への進展度や腫瘍の最大長径によって決定されているが，改訂されたTNM分類 第8版では，舌癌を含む口唇，口腔癌については深達度（DOI：depth of invasion）がT因子に加わった。口唇，口腔癌以外に目を向けると，本邦の内視鏡診断技術の進歩により表在性扁平上皮癌が咽頭，喉頭に多くみつかるようになって久しい。しかし，本邦におけるほど表在性扁平上皮癌は欧米ではみつけられておらず，今回のTNM分類の改訂には咽頭や喉頭には浸潤距離等の深達度診断は加味されなかった。実務的には対応すべき問題であるので，表在性扁平上皮癌の取扱いは，別途「頭頸部表在癌取扱い指針」*を参照してもらいたい。本規約では前版に続き表在性扁平上皮癌の取扱いについての必要な事項について最小限の記載を行う。本邦における表在性扁平上皮癌についての病理組織学的知見の蓄積や切除技術の発達は目覚ましく，それらに応じて以後の改訂を別途行うことにする。扁平上皮癌以外の組織型，特に頭頸部臓器が該当するupper aerodigestive tractに発生するmelanomaや大唾液腺に発生する唾液腺腫瘍のTNM分類についてもこれまでと同様に記載する。今回の改訂は，2017年1月のWHO分類ならびにTNM分類の改訂に準じて行った。

*日本頭頸部癌学会 HP http://www.jshnc.umin.ne.jp に掲載。

## 1．標本の取扱いと所見の採取

　種々の頭頸部臓器に発生する腫瘍の組織型分類，TNM分類を行う際の共通の手順について述べる。

### 1）摘出標本の取扱いと肉眼所見の採取

　頭頸部臓器は複雑な立体構造を形成するために，en blocに切除された病理標本の肉眼観察のみでは，標本のオリエンテーションを把握することが困難な場合が起こり得る。特に，T因子の判定には周囲臓器への進展度の把握が必要であるために，術前に臨床医がどの程度の腫瘍の進展度を疑って切除範囲を決定し，T因子に影響する構造物がどのように切除されているかを把握することは病理組織学的診断を行う際には必須である。したがって，病理診断に委ねられる評価を病理医が正しくできるように，標本のanatomical positionを正しく理解することが先決であり，執刀医も適切な病理診断に資する依頼書の提出や手術記録の添付を通じて病理医に必要な情報を伝えることが望まれる。場合によって

は，手術を把握している臨床医と一緒に病理医が肉眼所見を抽出し，切り出しを行うことが望ましい．標本の観察に際しては，全体像とともに撮影の意図が明確な割面像の写真を記録として残すことが大切である．例えば，翼状突起への腫瘍細胞の進展の有無といったような T 因子の判定に影響を与える部分等については，忘れることなく注意を払って切り出しを行うことが求められる．頭頸部臓器の特徴の一つとして，摘出された標本にはしばしば硬組織が含まれることである．不必要に摘出標本全体に脱灰操作を加えると，種々の検討に資する良好な組織標本を作製できないことがあるので注意しなければならない．組織型の判定に免疫組織化学的染色による検討が求められる場合も想定しつつ，切り出した腫瘍の一部を脱灰工程に入れずに標本を作製するか，硬組織と腫瘍部を分離して標本を作製し，以後の検討に備えることが望ましい．

　頭頸部臓器標本については，いずれの部位に発生する腫瘍についても下記の基本的な肉眼所見を記述する必要がある．(2)，(3) については，T 因子と切除断端の評価を顕微鏡下で検討できるように，肉眼写真の撮影とともに組織標本の作製を必ず行う．
　(1) 腫瘍の大きさ
　(2) 腫瘍の周囲臓器への進展度
　(3) 切除断端から腫瘍までの距離

### 2) 組織標本についての共通の評価項目
　(1) 組織型と分化度
　(2) T 因子判定に関わる腫瘍の進展度
　(3) 腫瘍の深達度または腫瘍の厚さ
　(4) 浸潤様式・脈管侵襲の有無
　(5) リンパ節転移巣の大きさと節外浸潤の有無
　(6) 切除断端から腫瘍までの距離

### 3) 肉眼型
　進行型の肉眼分類については，これまでのように隆起型，潰瘍型，内向浸潤型に分類する．

　一方，肉眼的に癌の浸潤が表層にとどまると判断されるものを表在型とし，表在型の肉眼分類には内視鏡観察に用いられる分類をこれまでと同様に採用する．肉眼分類については基本的に『食道癌取扱い規約 第 11 版』に準じ，詳細は「頭頸部表在癌取扱い指針」を参照されたい．凹凸不整があり，解剖学的に複雑な立体構造を形成する頭頸部領域のすべての癌に下記に示す肉眼型のいずれかを当てはめることが困難な場合もあるが，可能な限り肉眼型を決定することとする．

　2 種類以上の肉眼型が混在する場合は，原則として広い範囲を占める肉眼型から順に記載する．

### 肉眼分類

食道癌取扱い規約 第 11 版
（病型分類との対比）

表在型 　　　　　　　　　　　　　　　　　　　　表在型
　　　　表在隆起型 　　　　　　　　　　　　　　0-Ⅰ型
　　　　　　　　有茎性 　　　　　　　　　　　　0-Ⅰp
　　　　　　　　無茎性（広基性） 　　　　　　　0-Ⅰs
　　　　表面型 　　　　　　　　　　　　　　　　0-Ⅱ型
　　　　　　　　表面隆起型 　　　　　　　　　　0-Ⅱa
　　　　　　　　表面平坦型 　　　　　　　　　　0-Ⅱb
　　　　　　　　表面陥凹型 　　　　　　　　　　0-Ⅱc
　　　　表在陥凹型 　　　　　　　　　　　　　　0-Ⅲ型
　　　　　　　　　　　　　　　　　　　　　　　　進行型
隆起型 　　　　　　　exophytic 　　　　　　　　1 型
潰瘍型 　　　　　　　ulcerated
　　　　潰瘍限局型 　localized 　　　　　　　　2 型
　　　　潰瘍浸潤型 　infiltrative 　　　　　　　3 型
内向浸潤型 　　　　　endophytic 　　　　　　　 4 型
分類不能型 　　　　　unclassified 　　　　　　　5 型

　びまん浸潤型の癌は頭頸部領域では極めて稀であるが，内向浸潤型（endophytic type）を当てる．

## 2. pTNM 因子

### 1) 口唇および口腔

**pT−原発腫瘍**

pTX　原発腫瘍の評価が不可能
pT0　原発腫瘍を認めない
pTis　上皮内癌

pT1　最大径が 2 cm 以下かつ深達度*が 5 mm 以下の腫瘍
pT2　最大径が 2 cm 以下かつ深達度が 5 mm をこえる腫瘍，または最大径が 2 cm をこえるが 4 cm 以下でかつ深達度が 10 mm 以下の腫瘍
pT3　最大径が 2 cm をこえるが 4 cm 以下でかつ深達度が 10 mm をこえる腫瘍，または最大径が 4 cm をこえ，かつ深達度が 10 mm 以下の腫瘍
pT4a　（口唇）下顎骨皮質を貫通する腫瘍．下歯槽神経，口腔底，皮膚（オトガイ部または外鼻の）に浸潤する腫瘍**
pT4a　（口腔）最大径が 4 cm をこえ，かつ深達度が 10 mm をこえる腫瘍，または下顎もしくは上顎の骨皮質を貫通するか上顎洞に浸潤する腫瘍，または顔面皮膚に浸潤する腫瘍**

pT4b  （口唇および口腔）咀嚼筋間隙，翼状突起，頭蓋底に浸潤する腫瘍，または内頸動脈を全周性に取り囲む腫瘍

注
　＊DOI（depth of invasion）として紹介されており，その計測法を下図に示す。
　＊＊歯肉を原発巣とし，骨および歯槽のみに表在性びらんが認められる症例は pT4a としない。

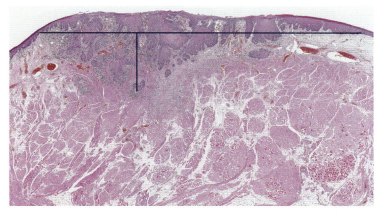

**深達度（DOI：depth of invasion）**

水平基準線を扁平上皮癌に最も近接して存在する非腫瘍性扁平上皮の基底膜に設定する。その水平基準線から垂線を下し，腫瘍細胞が存在する最深部までの距離を測定し，それを DOI とする。切り出し時から，腫瘍に対して垂直に割を入れるように注意して組織標本を作製しなければならない。

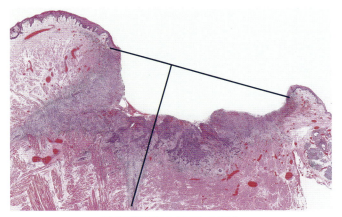

**潰瘍型腫瘍の DOI の測定**

潰瘍型について DOI を測定すると，tumour thickness は DOI よりも一見して薄くなることがわかる。「頭頸部表在癌取扱い指針」で使用する tumour thickness とは測定法が異なることに注意する。

### pN-領域リンパ節

選択的頸部郭清により得られた標本を組織学的に検査すると，通常，10個以上のリンパ節が含まれる．根治的頸部郭清，または保存的頸部郭清（modified RND）により得られた標本を組織学的に検査すると，通常，15個以上のリンパ節が含まれる．

- pNX　領域リンパ節の評価が不可能
- pN0　領域リンパ節転移なし
- pN1　同側の単発性リンパ節転移で最大径が3cm以下かつ節外浸潤なし
- pN2　以下に記す転移：
    - pN2a　同側の単発性リンパ節転移で最大径が3cm以下かつ節外浸潤あり，または最大径が3cmをこえるが6cm以下かつ節外浸潤なし
    - pN2b　同側の多発性リンパ節転移で最大径が6cm以下かつ節外浸潤なし
    - pN2c　両側または対側のリンパ節転移で最大径が6cm以下かつ節外浸潤なし
- pN3a　最大径が6cmをこえるリンパ節転移で節外浸潤なし
- pN3b　最大径が3cmをこえるリンパ節転移で節外浸潤あり，または同側の多発性リンパ節転移もしくは対側もしくは両側のリンパ節転移で節外浸潤あり

### pM-遠隔転移

- pM1　遠隔転移が顕微鏡的に確認される

### 病理学的病期分類

| 期 | pT | pN | pM |
|---|---|---|---|
| 0期 | pTis | pN0 | pM0 |
| Ⅰ期 | pT1 | pN0 | pM0 |
| Ⅱ期 | pT2 | pN0 | pM0 |
| Ⅲ期 | pT3 | pN0 | pM0 |
|  | pT1, pT2, pT3 | pN1 | pM0 |
| ⅣA期 | pT4a | pN0, pN1 | pM0 |
|  | pT1, pT2, pT3, pT4a | pN2 | pM0 |
| ⅣB期 | pTに関係なく | pN3 | pM0 |
|  | pT4b | pNに関係なく | pM0 |
| ⅣC期 | pTに関係なく | pNに関係なく | pM1 |

## 2）咽　頭

### pT-原発腫瘍

- pTX　原発腫瘍の評価が不可能
- pT0　原発腫瘍を認めない
- pTis　上皮内癌

### 上咽頭

- pT1　上咽頭に限局する腫瘍，または中咽頭および/または鼻腔に進展するが，傍咽頭間隙への浸潤を伴わない腫瘍
- pT2　傍咽頭間隙へ進展する腫瘍，および/または内側翼突筋，外側翼突筋および/または椎前筋に浸潤する腫瘍

| pT3 | 頭蓋底骨構造，頸椎，翼状突起，および/または副鼻腔に浸潤する腫瘍 |
|---|---|
| pT4 | 頭蓋内に進展する腫瘍，および/または脳神経，下咽頭，眼窩，耳下腺に浸潤する腫瘍，および/または外側翼突筋の外側表面をこえて浸潤する腫瘍 |

## 中咽頭

### p16 陰性または p16 免疫組織化学的染色を行っていない腫瘍

| pT1 | 最大径が2 cm 以下の腫瘍 |
|---|---|
| pT2 | 最大径が2 cm をこえるが4 cm 以下の腫瘍 |
| pT3 | 最大径が4 cm をこえる腫瘍，または喉頭蓋舌面へ進展する腫瘍 |
| pT4a | 次のいずれかに浸潤する腫瘍：喉頭*，舌深層の筋肉/外舌筋（オトガイ舌筋，舌骨舌筋，口蓋舌筋，茎突舌筋），内側翼突筋，硬口蓋，または下顎骨 |
| pT4b | 次のいずれかに浸潤する腫瘍：外側翼突筋，翼状突起，上咽頭側壁，頭蓋底，または頸動脈を全周性に取り囲む腫瘍 |

注
  *舌根または喉頭蓋谷の原発腫瘍から喉頭蓋舌面表面への粘膜進展は喉頭浸潤ではない。

## 中咽頭-p16 陽性

### p16 免疫組織化学的染色陽性の腫瘍

| pT1 | 最大径が2 cm 以下の腫瘍 |
|---|---|
| pT2 | 最大径が2 cm をこえるが4 cm 以下の腫瘍 |
| pT3 | 最大径が4 cm をこえる腫瘍，または喉頭蓋舌面へ進展する腫瘍 |
| pT4 | 次のいずれかに浸潤する腫瘍：喉頭*，舌深層の筋肉/外舌筋（オトガイ舌筋，舌骨舌筋，口蓋舌筋，茎突舌筋），内側翼突筋，硬口蓋，下顎骨，外側翼突筋，翼状突起，上咽頭側壁，頭蓋底，または頸動脈を全周性に取り囲む腫瘍 |

注
  *舌根または喉頭蓋谷の原発腫瘍から喉頭蓋舌面表面への粘膜進展は喉頭浸潤ではない。

## 下咽頭

| pT1 | 下咽頭の1亜部位に限局，および/または最大径が2 cm 以下の腫瘍 |
|---|---|
| pT2 | 片側喉頭の固定がなく，下咽頭の1亜部位をこえるか，隣接部位に浸潤する腫瘍，または最大径が2 cm をこえるが4 cm 以下で片側喉頭の固定がない腫瘍 |
| pT3 | 最大径が4 cm をこえる，または片側喉頭の固定がある，または食道粘膜に進展する腫瘍 |
| pT4a | 次のいずれかに浸潤する腫瘍：甲状軟骨，輪状軟骨，舌骨，甲状腺，食道頸部正中軟部組織* |
| pT4b | 椎前筋膜に浸潤する腫瘍，頸動脈を全周性に取り囲む腫瘍，または縦隔に浸潤する腫瘍 |

注
  *頸部正中軟部組織には，前喉頭筋群および皮下脂肪組織が含まれる。

### pN-領域リンパ節

選択的頸部郭清により得られた標本を組織学的に検査すると，通常，10個以上のリンパ節が含まれる．根治的頸部郭清，または保存的頸部郭清（modified RND）により得られた標本を組織学的に検査すると，通常，15個以上のリンパ節が含まれる．

#### 上咽頭

- pNX　領域リンパ節の評価が不可能
- pN0　領域リンパ節転移なし
- pN1　輪状軟骨の尾側縁より上方の，一側頸部リンパ節転移および/または一側/両側咽頭後リンパ節転移で最大径が6 cm以下
- pN2　輪状軟骨の尾側縁より上方の両側頸部リンパ節転移で最大径が6 cm以下
- pN3　最大径が6 cmをこえる頸部リンパ節転移，および/または輪状軟骨の尾側縁より下方に進展

注
　正中リンパ節は同側リンパ節である．

#### 中咽頭-p16陰性および下咽頭

- pNX　領域リンパ節の評価が不可能
- pN0　領域リンパ節転移なし
- pN1　同側の単発性リンパ節転移で最大径が3 cm以下かつ節外浸潤なし
- pN2　以下に記す転移：
  - pN2a　同側の単発性リンパ節転移で最大径が3 cm以下かつ節外浸潤あり，または最大径が3 cmをこえるが6 cm以下かつ節外浸潤なし
  - pN2b　同側の多発性リンパ節転移で最大径が6 cm以下かつ節外浸潤なし
  - pN2c　両側または対側のリンパ節転移で最大径が6 cm以下かつ節外浸潤なし
- pN3a　最大径が6 cmをこえるリンパ節転移で節外浸潤なし
- pN3b　最大径が3 cmをこえるリンパ節転移で節外浸潤あり，または同側の多発性リンパ節転移もしくは対側もしくは両側のリンパ節転移で節外浸潤あり

#### 中咽頭-p16陽性

- pNX　領域リンパ節の評価が不可能
- pN0　領域リンパ節転移なし
- pN1　1～4個のリンパ節転移
- pN2　5個以上のリンパ節転移

### pM-遠隔転移

- pM1　遠隔転移が顕微鏡的に確認される

### 病理学的病期分類

#### 上咽頭

| | | | |
|---|---|---|---|
| 0期 | pTis | pN0 | pM0 |
| I期 | pT1 | pN0 | pM0 |

| | | | |
|---|---|---|---|
| Ⅱ期 | pT1 | pN1 | pM0 |
| | pT2 | pN0, pN1 | pM0 |
| Ⅲ期 | pT1, pT2 | pN2 | pM0 |
| | pT3 | pN0, pN1, pN2 | pM0 |
| ⅣA期 | pT4 | pN0, pN1, pN2 | pM0 |
| | pTに関係なく | pN3 | pM0 |
| ⅣB期 | pTに関係なく | pNに関係なく | pM1 |

**中咽頭-p16陰性および下咽頭**

| | | | |
|---|---|---|---|
| 0期 | pTis | pN0 | pM0 |
| Ⅰ期 | pT1 | pN0 | pM0 |
| Ⅱ期 | pT2 | pN0 | pM0 |
| Ⅲ期 | pT3 | pN0 | pM0 |
| | pT1, pT2, pT3 | pN1 | pM0 |
| ⅣA期 | pT1, pT2, pT3 | pN2 | pM0 |
| | pT4a | pN0, pN1, pN2 | pM0 |
| ⅣB期 | pT4b | pNに関係なく | pM0 |
| | pTに関係なく | pN3 | pM0 |
| ⅣC期 | pTに関係なく | pNに関係なく | pM1 |

**中咽頭-p16陽性**

| | | | |
|---|---|---|---|
| 0期 | pTis | pN0 | pM0 |
| Ⅰ期 | pT1, pT2 | pN0, pN1 | pM0 |
| Ⅱ期 | pT1, pT2 | pN2 | pM0 |
| | pT3, pT4 | pN0, pN1 | pM0 |
| Ⅲ期 | pT3, pT4, | pN2 | pM0 |
| Ⅳ期 | pTに関係なく | pNに関係なく | pM1 |

### 3）喉　頭

**pT-原発腫瘍**

- pTX　原発腫瘍の評価が不可能
- pT0　原発腫瘍を認めない
- pTis　上皮内癌

**声門上部**

- pT1　声帯運動が正常で，声門上部の1亜部位に限局する腫瘍
- pT2　喉頭の固定がなく，声門上部に隣接する2亜部位以上，または声門もしくは声門上部の外側域（例えば舌根粘膜，喉頭蓋谷，梨状陥凹の内壁など）の粘膜に浸潤する腫瘍
- pT3　声帯の固定があり喉頭に限局する腫瘍，および/または次のいずれかに浸潤する腫瘍：輪状後部，喉頭蓋前間隙，傍声帯間隙，および/または甲状軟骨の内側皮質

pT4a 甲状軟骨を貫通し浸潤する腫瘍，および/または喉頭外組織，例えば気管，舌深層の筋肉/外舌筋（オトガイ舌筋，舌骨舌筋，口蓋舌筋，茎突舌筋）を含む頸部軟部組織，前頸筋群，甲状腺，もしくは食道に浸潤する腫瘍

pT4b 椎前間隙に浸潤する腫瘍，頸動脈を全周性に取り囲む腫瘍，または縦隔に浸潤する腫瘍

### 声門

pT1 声帯運動が正常で，声帯に限局する腫瘍（前または後連合に達してもよい）
    pT1a 一側声帯に限局する腫瘍
    pT1b 両側声帯に浸潤する腫瘍

pT2 声門上部および/または声門下部に進展する腫瘍，および/または声帯運動の制限を伴う腫瘍

pT3 声帯の固定があり喉頭に限局する腫瘍，および/または傍声帯間隙および/または甲状軟骨の内側皮質に浸潤する腫瘍

pT4a 甲状軟骨の外側皮質を破って浸潤する腫瘍，および/または喉頭外組織，例えば気管，舌深層の筋肉/外舌筋（オトガイ舌筋，舌骨舌筋，口蓋舌筋，茎突舌筋）を含む頸部軟部組織，前頸筋群，甲状腺，食道に浸潤する腫瘍

pT4b 椎前間隙に浸潤する腫瘍，頸動脈を全周性に取り囲む腫瘍，または縦隔に浸潤する腫瘍

### 声門下部（病理標本の観察のみでは，pT staging（pT2，pT3）の判定ができない場合があり，必ず臨床医に確認して総合的に判定することが必要である）

pT1 声門下部に限局する腫瘍

pT2 声帯に進展し，その運動が正常か制限されている腫瘍

pT3 声帯の固定があり，喉頭に限局する腫瘍

pT4a 輪状軟骨もしくは甲状軟骨に浸潤する腫瘍，および/または喉頭外組織，例えば気管，舌深層の筋肉/外舌筋（オトガイ舌筋，舌骨舌筋，口蓋舌筋，茎突舌筋）を含む頸部軟部組織，前頸筋群，甲状腺，食道に浸潤する腫瘍

pT4b 椎前間隙に浸潤する腫瘍，頸動脈を全周性に取り囲む腫瘍，または縦隔に浸潤する腫瘍

### pN-領域リンパ節

選択的頸部郭清により得られた標本を組織学的に検査すると，通常，10個以上のリンパ節が含まれる。根治的頸部郭清，または保存的頸部郭清（modified RND）により得られた標本を組織学的に検査すると，通常，15個以上のリンパ節が含まれる。

pNX 領域リンパ節の評価が不可能
pN0 領域リンパ節転移なし
pN1 同側の単発性リンパ節転移で最大径が3cm以下かつ節外浸潤なし
pN2 以下に記す転移：

pN2a 同側の単発性リンパ節転移で最大径が 3 cm 以下かつ節外浸潤あり，または最大径が 3 cm をこえるが 6 cm 以下で節外浸潤なし
pN2b 同側の多発性リンパ節転移で最大径が 6 cm 以下かつ節外浸潤なし
pN2c 両側または対側のリンパ節転移で最大径が 6 cm 以下かつ節外浸潤なし
pN3a 最大径が 6 cm をこえるリンパ節転移で節外浸潤なし
pN3b 最大径が 3 cm をこえるリンパ節転移で節外浸潤あり，または同側の多発性リンパ節転移もしくは対側もしくは両側のリンパ節転移で節外浸潤あり

### pM-遠隔転移
pM1 遠隔転移が顕微鏡的に確認される

### 病理学的病期分類

| | | | |
|---|---|---|---|
| 0 期 | pTis | pN0 | pM0 |
| Ⅰ 期 | pT1 | pN0 | pM0 |
| Ⅱ 期 | pT2 | pN0 | pM0 |
| Ⅲ 期 | pT3 | pN0 | pM0 |
| | pT1, pT2, pT3 | pN1 | pM0 |
| ⅣA 期 | pT4a | pN0, pN1 | pM0 |
| | pT1, pT2, pT3, pT4a | pN2 | pM0 |
| ⅣB 期 | pT4b | pN に関係なく | pM0 |
| | pT に関係なく | pN3 | pM0 |
| ⅣC 期 | pT に関係なく | pN に関係なく | pM1 |

## 4）鼻腔および副鼻腔

### pT-原発腫瘍
pTX 原発腫瘍の評価が不可能
pT0 原発腫瘍を認めない
pTis 上皮内癌

#### 上顎洞
pT1 上顎洞粘膜に限局する腫瘍，骨吸収または骨破壊を認めない
pT2 骨吸収または骨破壊のある腫瘍，硬口蓋および/または中鼻道に進展する腫瘍を含むが，上顎洞後壁および翼状突起に進展する腫瘍を除く
pT3 次のいずれかに浸潤する腫瘍：上顎洞後壁の骨，皮下組織，眼窩底または眼窩内側壁，翼突窩，篩骨洞
pT4a 次のいずれかに浸潤する腫瘍：眼窩内容前部，頬部皮膚，翼状突起，側頭下窩，篩板，蝶形骨，前頭洞
pT4b 次のいずれかに浸潤する腫瘍：眼窩尖端，硬膜，脳，中頭蓋窩，三叉神経第二枝（V2）以外の脳神経，上咽頭，斜台

#### 鼻腔・篩骨洞
pT1 骨浸潤の有無に関係なく，鼻腔または篩骨洞の 1 亜部位に限局する腫瘍

pT2 　骨浸潤の有無に関係なく，鼻腔もしくは篩骨洞の2つの亜部位に浸潤する腫瘍，または鼻腔および篩骨洞の両方に浸潤する腫瘍
pT3 　眼窩内側壁または眼窩底，上顎洞，口蓋，篩板のいずれかに浸潤する腫瘍
pT4a 　次のいずれかに浸潤する腫瘍：眼窩内容前部，外鼻の皮膚，頬部皮膚，前頭蓋窩（軽度進展），翼状突起，蝶形洞，前頭洞
pT4b 　次のいずれかに浸潤する腫瘍：眼窩尖端，硬膜，脳，中頭蓋窩，三叉神経第二枝（V2）以外の脳神経，上咽頭，斜台

## pN-領域リンパ節

選択的頸部郭清により得られた標本を組織学的に検査すると，通常，10個以上のリンパ節が含まれる。根治的頸部郭清，または保存的頸部郭清（modified RND）により得られた標本を組織学的に検査すると，通常，15個以上のリンパ節が含まれる。

pNX 　領域リンパ節の評価が不可能
pN0 　領域リンパ節転移なし
pN1 　同側の単発性リンパ節転移で最大径が3 cm以下かつ節外浸潤なし
pN2 　以下に記す転移：
　　pN2a 　同側の単発性リンパ節転移で最大径が3 cm以下かつ節外浸潤あり，または最大径が3 cmをこえるが6 cm以下かつ節外浸潤なし
　　pN2b 　同側の多発性リンパ節転移で最大径が6 cm以下かつ節外浸潤なし
　　pN2c 　両側または対側のリンパ節転移で最大径が6 cm以下かつ節外浸潤なし
pN3a 　最大径が6 cmをこえるリンパ節転移で節外浸潤なし
pN3b 　最大径が3 cmをこえるリンパ節転移で節外浸潤あり，または同側の多発性リンパ節転移もしくは対側もしくは両側のリンパ節転移で節外浸潤あり

## pM-遠隔転移

pM1 　遠隔転移が顕微鏡的に確認される

## 病理学的病期分類

| 0期 | pTis | pN0 | pM0 |
| I期 | pT1 | pN0 | pM0 |
| II期 | pT2 | pN0 | pM0 |
| III期 | pT3 | pN0 | pM0 |
| IVA期 | pT1, pT2, pT3 | pN1 | pM0 |
| | pT1, pT2, pT3 | pN2 | pM0 |
| | pT4a | pN0, pN1, pN2 | pM0 |
| IVB期 | pT4b | pNに関係なく | pM0 |
| | pTに関係なく | pN3 | pM0 |
| IVC期 | pTに関係なく | pNに関係なく | pM1 |

## 5）大唾液腺
### pT-原発腫瘍
- pTX　原発腫瘍の評価が不可能
- pT0　原発腫瘍を認めない
- pT1　最大径が 2 cm 以下の腫瘍で，実質外進展＊なし
- pT2　最大径が 2 cm をこえるが 4 cm 以下の腫瘍で，実質外進展＊なし
- pT3　最大径が 4 cm をこえる腫瘍，および/または実質外進展＊を伴う腫瘍
- pT4a　皮膚，下顎骨，外耳道，および/または顔面神経に浸潤する腫瘍
- pT4b　頭蓋底および/または翼状突起に浸潤する腫瘍，および/または頸動脈を全周性に取り囲む腫瘍

注
　＊実質外進展とは，顕微鏡的に軟部組織または神経に浸潤しているものをいう。ただし，pT4a および pT4b に定義された組織への浸潤がある腫瘍は除く。

### pN-領域リンパ節
選択的頸部郭清により得られた標本を組織学的に検査すると，通常，10 個以上のリンパ節が含まれる。根治的頸部郭清，または保存的頸部郭清（modified RND）により得られた標本を組織学的に検査すると，通常，15 個以上のリンパ節が含まれる。

- pNX　領域リンパ節の評価が不可能
- pN0　領域リンパ節転移なし
- pN1　同側の単発性リンパ節転移で最大径が 3 cm 以下かつ節外浸潤なし
- pN2　以下に記す転移：
    - pN2a　同側の単発性リンパ節転移で最大径が 3 cm 以下かつ節外浸潤あり，または最大径が 3 cm をこえるが 6 cm 以下かつ節外浸潤なし
    - pN2b　同側の多発性リンパ節転移で最大径が 6 cm 以下かつ節外浸潤なし
    - pN2c　両側または対側のリンパ節転移で最大径が 6 cm 以下かつ節外浸潤なし
- pN3a　最大径が 6 cm をこえるリンパ節転移で節外浸潤なし
- pN3b　最大径が 3 cm をこえるリンパ節転移で節外浸潤あり，または同側の多発性リンパ節転移もしくは対側もしくは両側のリンパ節転移で節外浸潤あり

### pM-遠隔転移
- pM1　遠隔転移が顕微鏡的に確認される

### 病理学的病期分類

| | | | |
|---|---|---|---|
| 0 期 | pTis | pN0 | pM0 |
| Ⅰ期 | pT1 | pN0 | pM0 |
| Ⅱ期 | pT2 | pN0 | pM0 |
| Ⅲ期 | pT3 | pN0 | pM0 |
| | pT1, pT2, pT3 | pN1 | pM0 |
| ⅣA 期 | pT1, pT2, pT3 | pN2 | pM0 |
| | pT4a | pN0, pN1, pN2 | pM0 |

|  |  |  |  |
|---|---|---|---|
| ⅣB 期 | pT4b | pN に関係なく | pM0 |
|  | pT に関係なく | pN3 | pM0 |
| ⅣC 期 | pT に関係なく | pN に関係なく | pM1 |

## 6）甲状腺

『甲状腺癌取扱い規約』に従う。

## 7）原発不明-頸部リンパ節

### EBV および HPV/p16 陰性または不明

#### pT-原発腫瘍

　pT0　　原発腫瘍を認めない

#### pN-領域リンパ節

選択的頸部郭清標本を組織学的に検査すると，通常，10個以上のリンパ節が含まれる。根治的または保存的頸部郭清の場合は，通常，15個以上のリンパ節が含まれる。

　pN1　　一側の単発性リンパ節転移で最大径が3 cm 以下かつ節外浸潤なし
　pN2　　以下に記す転移：
　　　pN2a　　単発性リンパ節転移で最大径が3 cm 以下かつ節外浸潤あり，または最大径が3 cm をこえるが6 cm 以下かつ節外浸潤なし
　　　pN2b　　多発性リンパ節転移で最大径が6 cm 以下かつ節外浸潤なし
　　　pN2c　　両側のリンパ節転移で最大径が6 cm 以下かつ節外浸潤なし
　pN3a　　最大径が6 cm をこえるリンパ節転移で節外浸潤なし
　pN3b　　最大径が3 cm をこえるリンパ節転移で節外浸潤あり，または一側の多発性リンパ節転移もしくは対側もしくは両側のリンパ節転移で節外浸潤あり

#### pM-遠隔転移

　pM1　　遠隔転移が顕微鏡的に確認される

#### 病理学的病期分類

|  |  |  |  |
|---|---|---|---|
| Ⅲ 期 | pT0 | pN1 | pM0 |
| ⅣA 期 | pT0 | pN2 | pM0 |
| ⅣB 期 | pT0 | pN3 | pM0 |
| ⅣC 期 | pT0 | pN1，pN2，pN3 | pM1 |

### HPV/p16 陽性

pT 分類はない。

#### pN-領域リンパ節

選択的頸部郭清標本を組織学的に検査すると，通常，10個以上のリンパ節が含まれる。根治的または保存的頸部郭清の場合は，通常，15個以上のリンパ節が含まれる。

　pN1　　1～4個のリンパ節転移
　pN2　　5個以上のリンパ節転移

**pM-遠隔転移**

  pM1    遠隔転移が顕微鏡的に確認される

**病理学的病期分類**

| | | | |
|---|---|---|---|
| Ⅰ期 | pT0 | pN1 | pM0 |
| Ⅱ期 | pT0 | pN2 | pM0 |
| Ⅳ期 | pT0 | pN1, pN2 | pM1 |

## EBV 陽性

**pT-原発腫瘍**

  pT0    原発腫瘍を認めない

**pN-領域リンパ節**

  pN0    選択的頸部郭清標本を組織学的に検査すると，通常，10個以上のリンパ節が含まれる。根治的または保存的頸部郭清の場合は，通常，15個以上のリンパ節が含まれる。通常の検索個数を満たしていなくても，すべてが転移陰性の場合は，pN0 に分類する。

  pN1    輪状軟骨の尾側縁より上方の，一側頸部リンパ節転移および/または一側/両側咽頭後リンパ節転移で最大径が6 cm 以下

  pN2    輪状軟骨の尾側縁より上方の両側頸部リンパ節転移で最大径が6 cm 以下

  pN3    最大径が6 cm をこえる頸部リンパ節転移，および/または輪状軟骨の尾側縁より下方に進展

  注

      正中リンパ節は同側リンパ節である。

**pM-遠隔転移**

  pM1    遠隔転移が顕微鏡的に確認される

**病理学的病期分類**

| | | | |
|---|---|---|---|
| Ⅱ期 | pT0 | pN1 | pM0 |
| Ⅲ期 | pT0 | pN2 | pM0 |
| ⅣA 期 | pT0 | pN3 | pM0 |
| ⅣB 期 | pT0 | pN1, pN2, pN3 | pM1 |

## 8）上気道消化管の悪性黒色腫

**pT-原発腫瘍**

  pTX    原発腫瘍の評価が不可能

  pT0    原発腫瘍を認めない

  pT3    上皮および/または粘膜下（粘膜病変）に限局する腫瘍

  pT4a  軟部組織深部，軟骨，骨，または皮膚に浸潤する腫瘍

  pT4b  以下のいずれかに浸潤する腫瘍：脳，硬膜，頭蓋底，下位脳神経（Ⅸ，Ⅹ，Ⅺ，Ⅻ），咀嚼筋間隙，頸動脈，椎前間隙，縦隔

  注

      *粘膜黒色腫は悪性度の高い腫瘍であるため，pT1，pT2 および病期Ⅰ期，Ⅱ期は省略する。

pN-領域リンパ節
　pNX　　領域リンパ節の評価が不可能
　pN0　　領域リンパ節転移なし
　　　　　領域リンパ節を郭清した標本を組織学的に検査すると，通常，6個以上のリンパ節が含まれる。通常の検索個数を満たしていなくても，すべてが転移陰性の場合は，pN0に分類する。
　pN1　　領域リンパ節転移あり
pM-遠隔転移
　pM1　　遠隔転移が顕微鏡的に確認される
病理学的病期分類
　Ⅲ期　　　　pT3　　　　　　　　pN0　　　　　　　pM0
　ⅣA期　　　pT4a　　　　　　　 pN0　　　　　　　pM0
　　　　　　 pT3，pT4a　　　　　pN1　　　　　　　pM0
　ⅣB期　　　pT4b　　　　　　　 pNに関係なく　　 pM0
　ⅣC期　　　pTに関係なく　　　 pNに関係なく　　 pM1

## 3. 組織分類

### 1）異形成の分類法

　2017年改訂のWHO分類では，上気道消化管上皮の異形成（dysplasia）を"扁平上皮癌へと進行する可能性を高くする遺伝子変化の蓄積によって生じる上皮構造および細胞変化によって形成される病変"と定義している。

　WHO分類2017では，異形成（dysplasia）の分類として2分法が採用され，従来の「軽度異形成」と「中等度異形成，高度異形成および上皮内癌」を，low-grade dysplasiaとhigh-grade dysplasiaにそれぞれ分けている。しかしながら，3分法も注釈欄に紹介し，その場合にはcarcinoma in situはhigh-grade dysplasiaとは分離されるとしている。従来の分類法との違いを最小限にするには，本規約ではlow-grade dysplasia，high-grade dysplasiaとcarcinoma in situの3つに分類する異形成2分法が適切であろう。しかし，WHO分類2017には従来の分類とは異なる点が存在する。それは，従来はlow-grade dyplasiaのほうに含まれていた中等度異形成をhigh-grade dysplasiaに含めている点である。

　また，これまでも本邦と欧米間で存在していた違いは解消されていない。間質への浸潤を癌の診断根拠として重視する欧米では，本邦で診断され得る上皮内癌（carcinoma in situ）はsevere dysplasiaとほぼ同じと捉えられる可能性が高い。国内のみならず国際的にもcarcinoma in situとsevere dysplasiaの診断の一致は難しいことに鑑みれば，WHO分類2017が提唱する，low-grade dysplasia（軽度異形成）とhigh-grade dysplasia（中等度異形成，高度異形成および上皮内癌）に分ける2分法を使用すると国内のみならず国際的にも診断者間のずれは小さくなると思われる。

　一方，臨床的対応について焦点を当てると，high-grade dysplasiaは粘膜切除，再生検，

十分な経過観察などの早期の臨床対応が必要とされる病変として捉えられることが多いことから，low-grade dysplasia との間で線引きをする 2 分法は臨床的な取扱い指針を呈示する分類であり，診断および治療の両面において実際的な分類として使用されてきた。

　以上述べたように，本邦の現状に鑑みると，WHO 分類 2017 が提唱する分類法にはそれぞれの長所と短所がある。また，前回の WHO 分類 2005 を基盤にした『頭頸部癌取扱い規約　第 5 版』では異形成 3 分法を用いていた。今回の WHO 分類 2017 の改訂を考慮し，これまでの分類との整合性を保つと，異形成 2 分法と 3 分法をともに採用するのがやはり妥当であると判断する。しかし，中等度異形成についてはこれまでのように異形成 2 分法と 3 分法を使うのであれば，本邦において使用に慣れている従来の分類と一致させることが望ましいと考える。したがって，本取扱い規約では，中等度異形成を low-grade dysplasia に入れ，これまでの分類を変えないことにする。Squamous hyperplasia は WHO 分類 2005 と『頭頸部癌取扱い規約　第 5 版』を踏襲し，異形成とは分離する。

　最も大切なことは，用いる分類法に関して臨床医と十分な相互理解を図った後に使用することである。

**表 1　扁平上皮病変の分類と本規約との対比（3 分法と 2 分法の対比）**

| Level of abnormal maturation | WHO 2005 | SIN classification | Ljubljana classification | Amended Ljubljana classification | WHO 2017 | 頭頸部癌取扱い規約 第 6 版 異形成 2 分法 | 頭頸部癌取扱い規約 第 6 版 異形成 3 分法 |
|---|---|---|---|---|---|---|---|
| | Squamous hyperplasia | Squamous hyperplasia | Squamous hyperplasia | Low-grade SIL | Low-grade dysplasia | Squamous hyperplasia | Squamous hyperplasia |
| Lower 1/3 | Mild dysplasia | SIN1 | Basal/parabasal hyperplasia | | | Low-grade dysplasia | Mild dysplasia |
| 1/3 to 1/2 | Moderate dysplasia | SIN1 or SIN2 | Atypical hyperplasia | High-grade SIL | High-grade dysplasia* | Low-grade dysplasia | Moderate dysplasia |
| Upper 1/2 to 3/4 | Moderate dysplasia | SIN2 | | | | Low-grade dysplasia | Moderate dysplasia |
| Full thickness | Severe dysplaia | | | | | High-grade dysplasia | Severe dysplaia |
| | Carcinoma in situ | | Carcinoma in situ | Carcinoma in situ | | Carcinoma in situ | Carcinoma in situ |

*If a three-tiered system is used, carcinoma in situ is separated from high-grade dysplasia.
SIN, squamous intraepithelial neoplasia

## 2) 組織分類

　前項のpTNM因子に掲載した1. 粘膜上皮から発生する腫瘍である悪性表層上皮性腫瘍の分類を下記に示す．本章の冒頭で述べたように，これ以外の2. 唾液腺，涙腺といった付属腺から発生する腫瘍，3. リンパ組織から発生する腫瘍，4. 骨・軟部組織から発生する腫瘍については，分類が多岐にわたるために本取扱い規約では詳細な説明を割愛する．

### 口唇・口腔

- Epithelial tumours and lesions
  - Squamous cell carcinoma
    - Well differentiated
    - Moderately differentiated
    - Poorly differentiated
  - Basaloid squamous cell carcinoma
  - Spindle cell squamous cell carcinoma
  - Adenosquamous carcinoma
  - Carcinoma cuniculatum
  - Verrucous squamous cell carcinoma
  - Lymphoepithelial carcinoma
  - Papillary squamous cell carcinoma
  - Acantholytic squamous cell carcinoma
  - Oral epithelial dysplasia
    - Low grade
    - High grade
  - Proliferative verrucous leukoplakia
- Papillomas
  - Squamous cell papilloma
  - Condyloma acuminatum
  - Verruca vulgaris
  - Multifocal epithelial hyperplasia
- Tumours of uncertain histogenesis
  - Congenital granular cell epulis
  - Ectomesenchymal chondromyxoid tumour
- Soft tissue and neural tumours
  - Granular cell tumour
  - Rhabdomyoma
  - Lymphangioma
  - Haemangioma
  - Schwannoma
  - Neurofibroma

  Kaposi sarcoma
  Myofibroblastic sarcoma
 Oral mucosal melanoma
 Salivary type tumours
  Mucoepidermoid carcinoma
  Pleomorphic adenoma
 Haematolymphoid tumours
  CD30-positive T-cell lymphoproliferative disorder
  Plasmablastic lymphoma
  Langerhans cell histiocytosis
  Extramedullary myeloid sarcoma

**上咽頭**
 Carcinomas
  Nasopharyngeal carcinoma
   Keratinizing squamous cell carcinoma
   Non-keratinizing squamous cell carcinoma
    ―Undifferentiated subtype
    ―Differentiated subtype
   Basaloid squamous cell carcinoma
  Nasopharyngeal papillary adenocarcinoma
 Salivary gland tumours
  Adenoid cystic carcinoma
  Salivary gland anlage tumour
 Benign and borderline lesions
  Hairy polyp
  Ectopic pituitary adenoma
  Craniopharyngioma
 Soft tissue tumours
  Nasopharyngeal angiofibroma
 Haematolymphoid tumours
  Diffuse large B-cell lymphoma
  Extraosseous plasmacytoma
  Extramedullary myeloid sarcoma
 Notochordal tumours
  Chordoma

**中咽頭**
 Squamous cell carcinoma
  Squamous cell carcinoma, HPV-positive

　　　　Squamous cell carcinoma, HPV-negative
　Salivary gland tumours
　　　　Pleomorphic adenoma
　　　　Adenoid cystic carcinoma
　　　　Polymorphous adenocarcinoma
　Haematolymphoid tumours
　　　　Hodgkin lymphoma, nodular lymphocyte predominant
　　　　Classical Hodgkin lymphoma
　　　　　　Nodular sclerosis classical Hodgkin lymphoma
　　　　　　Mixed cellularity classical Hodgkin lymphoma
　　　　　　Lymphocyte-rich classical Hodgkin lymphoma
　　　　　　Lymphocyte-depleted classical Hodgkin lymphoma
　　　　Burkitt lymphoma
　　　　Follicular lymphoma
　　　　Mantle cell lymphoma
　　　　T-lymphoblastic leukaemia/lymphoma
　　　　Follicular dendritic cell sarcoma

## 下咽頭，喉頭，気管，副咽頭間隙
　Malignant surface epithelial tumours
　　　　Conventional squamous cell carcinoma
　　　　Verrucous squamous cell carcinoma
　　　　Basaloid squamous cell carcinoma
　　　　Papillary squamous cell carcinoma
　　　　Spindle cell squamous cell carcinoma
　　　　Adenosquamous carcinoma
　　　　Lymphoepithelial carcinoma
　Precursor lesions
　　　　Dysplasia, low grade
　　　　Dysplasia, high grade
　　　　Squamous cell papilloma
　　　　Squamous cell papillomatosis
　Neuroendocrine tumours
　　　　Well-differentiated neuroendocrine carcinoma
　　　　Moderately differentiated neuroendocrine carcinoma
　　　　Poorly differentiated neuroendocrine carcinoma
　　　　　　Small cell neuroendocrine carcinoma
　　　　　　Large cell neuroendocrine carcinoma

Salivary gland tumours
- Adenoid cystic carcinoma
- Pleomorphic adenoma
- Oncocytic papillary cystadenoma

Soft tissue tumours
- Granular cell tumour
- Liposarcoma
- Inflammatory myofibroblastic tumour

Cartilage tumours
- Chondroma
- Chondrosarcoma
    - Chondrosarcoma, grade 1
    - Chondrosarcoma, grade 2/3

Haematolymphoid tumours

## 鼻腔・副鼻腔・頭蓋底

Carcinomas
- Keratinizing squamous cell carcinoma
- Non-keratinizing squamous cell carcinoma
- Spindle cell squamous cell carcinoma
- Lymphoepithelial carcinoma
- Sinonasal undifferentiated carcinoma
- NUT carcinoma
- Neuroendocrine carcinomas
    - Small cell neuroendocrine carcinoma
    - Large cell neuroendocrine carcinoma
- Adenocarcinomas
    - Intestinal-type adenocarcinoma
    - Non-intestinal-type adenocarcinoma

Teratocarcinosarcoma

Sinonasal papillomas
- Sinonasal papilloma, inverted type
- Sinonasal papilloma, oncocytic type
- Sinonasal papilloma, exophytic type

Respiratory epithelial lesions
- Respiratory epithelial adenomatoid hamartoma
- Seromucinous hamartoma

Salivary gland tumours
- Pleomorphic adenoma

Malignant soft tissue tumours
　　Fibrosarcoma
　　Undifferentiated pleomorphic sarcoma
　　Leiomyosarcoma
　　Rhabdomyosarcoma, NOS
　　Embryonal rhabdomyosarcoma
　　Alveolar rhabdomyosarcoma
　　Pleomorphic rhabdomyosarcoma, adult type
　　Spindle cell rhabdomyosarcoma
　　Angiosarcoma
　　Malignant peripheral nerve sheath tumour
　　Biphenotypic sinonasal sarcoma
　　Synovial sarcoma
Borderline/low-grade malignant soft tissue tumours
　　Desmoid-type fibromatosis
　　Sinonasal glomangiopericytoma
　　Solitary fibrous tumour
　　Epithelioid haemangioendothelioma
Benign soft tissue tumours
　　Leiomyoma
　　Haemangioma
　　Schwannoma
　　Neurofibroma
Other tumours
　　Meningioma
　　Sinonasal ameloblastoma
　　Chondromesenchymal hamartomoa
Haematolymphoid tumours
　　Extranodal NK/T-cell lymphoma
　　Extraosseous plasmacytoma
Neuroectodermal/melanocytic tumours
　　Ewing sarcoma/primitive neuroectodermal tumour
　　Olfactory neuroblastoma
　　Mucosal melanoma

唾液腺腫瘍の組織型分類は WHO 分類 2017 に準じて行う（99 ページに記載）。

## 4. HPV 陽性，陰性の判定

　2017 年に改訂された WHO 分類では，中咽頭の扁平上皮癌を HPV 陽性と HPV 陰性に分けている。中咽頭は上咽頭とならびリンパ組織が集簇しており，ウイルス感染の温床になり得ることから，HPV 感染に関連する扁平上皮癌が発生する。HPV 関連の中咽頭扁平上皮癌は今や独立した生物学的態度をもつ扁平上皮癌として認識されていることからも，提出される病理組織標本を用いて HPV 感染の有無を検討し，病理組織学的診断にその所見を加えることが求められる。HPV 感染の検出は in situ hybridization や PCR を基盤とした分子生物学的手法によって可能である。しかし，日常病理診断業務の中でも可能な方法である p16 の免疫組織化学的染色でも，HPV 感染の検出を行うことができる。免疫組織化学的染色による p16 のびまん性陽性所見が HPV 感染代用マーカーになる（下図）。

　免疫組織化学的染色による陽性判定基準は，「70％以上の腫瘍細胞の核がびまん性に強陽性像を示す」である*。この検討により，中咽頭の扁平上皮癌を "Squamous cell carcinoma, HPV-positive" と "Squamous cell carcinoma, HPV-negative" に分類することが可能であり，その旨を病理診断報告書に記載する**。

　p16 免疫組織化学的染色が施行できない場合には，"Squamous cell carcinoma, HPV status unknown" とするか，検鏡観察から非角化型扁平上皮癌と判断される場合には，"Squamous cell carcinoma, HPV not tested, morphology highly suggestive of HPV association" として病理診断報告書に記載する。

　*Vermorken JB, Psyrri A, Mesía R, et al. Impact of tumor HPV status on outcome in patients with recurrent and/or metastatic squamous cell carcinoma of the head and neck receiving chemotherapy with or without cetuximab: retrospective analysis of the phase III EXTREME trial. Ann Oncol 2014；25：801-807.
　**AJCC では，陽性の基準を 75％にしている。しかしながら，この 5％の差異は実際のルーチン上は誤差レベルであり，上記の参考文献でも臨床試験を通じて提唱され，判定しやすい基準という観点から，本取扱い規約では p16 の陽性判定基準を 70％と設定する。

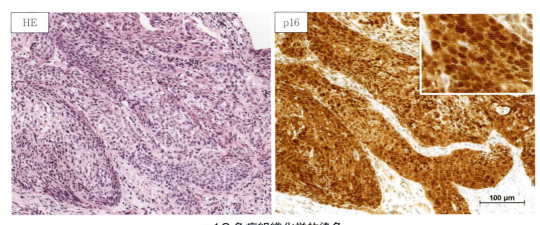

**p16 免疫組織化学的染色**

切片の検鏡上，70％以上の腫瘍細胞の核に p16 陽性像を認める場合を squamous cell carcinoma, HPV-positive として判定して報告する。

## 5. 表在癌における tumour thickness

　口唇，口腔癌を除く頭頸部癌のT因子に深達度の要素は未だ含まれていない．咽頭，喉頭では内視鏡的診断技術の向上により，表在性に広がる病変が切除され，病理標本として提出される．ごく少数の症例ではリンパ節転移を来すことは認知されており，表在癌に対しての取扱いを示す指標が必要になる．しかしながら，咽頭，喉頭での現行のT因子には脈管侵襲の危険を推し測る深達度に関する要素は含まれていない．さらに，咽頭，喉頭では粘膜筋板がなく，食道とは解剖学的な構造が異なるために，食道と同様の深達度評価はできない．こうした事情に対応していくために，現状では腫瘍の厚さ（tumour thickness）を計測して病理診断報告書に記載することが必要である．癌の深達度を，癌の最深浸潤部位における腫瘍の厚さ（tumour thickness）に置き換えて，本取扱い規約では測定して記載することにする（下図）．

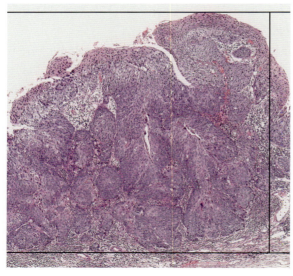

**Tumour thickness；1,750 μm**
腫瘍の表面から最深部までの距離を腫瘍の厚さ（tumour thickness）と定義して計測する．

注1： 食道表在癌は壁深達度が粘膜下層にとどまる癌腫と定義され，リンパ節転移の有無を問わない．咽頭，喉頭では粘膜筋板がなく，上皮および上皮下の線維性結合組織に続いて固有筋層が存在する．食道では，粘膜上皮，粘膜固有層，粘膜筋板までを粘膜として，それ以深の固有筋層までが粘膜下層である．組織解剖学の成書では，頭頸部臓器では粘膜上皮以深は粘膜下層と定義されている．頭頸部臓器での上皮下以深への癌腫の浸潤を粘膜下層浸潤と組織解剖学的用語に準じて使用した場合，"粘膜下層浸潤"のもつ意味が食道のそれとは現時点で異なると判断される状況を考慮する必要がある．したがって，本取扱い規約では，粘膜上皮以深のことを粘膜下層という用語で表現するのではなく，"上皮下層"という用語で表す．咽頭，喉頭では癌細胞の浸潤が上皮下層にとどまり，固有筋層に及んでいないものを"表在癌"と定義し，リンパ節転移の有無は問わない．

注2： 内視鏡的に切除され得る表在癌に関する多施設の検討では，腫瘍の厚さが1,000 μm をこえると脈管侵襲の頻度が高くなることが判明している．

注3: 導管内進展巣は間質浸潤ではないため，それが最深部にみられた場合でも腫瘍の厚さを計測する指標としない。
注4: 最深部が脈管侵襲であり，それが原発巣占居範囲内の壁内に存在する場合は，それを腫瘍の厚さの最深部の指標として tumour thickness の測定に用いる。
注5: 標本の取扱い，診断所見の抽出についての詳細は「頭頸部表在癌取扱い指針」を参照する。

## 6. 組織学的所見の記載

### 1）浸潤様式

Expansive growth（膨脹発育）：癌細胞が圧排性の浸潤形式を示す。
Infiltrating growth（浸潤発育）：癌細胞が周囲組織に対して境界不整に浸潤する。

### 2）リンパ管侵襲

ly0：リンパ管侵襲を認めない。
ly1：極めて軽度のリンパ管侵襲を認める。
ly2：ly1 と ly3 の中間の程度にリンパ管侵襲を認める。
ly3：極めて高度のリンパ管侵襲を認める。

### 3）静脈侵襲

v0：静脈侵襲を認めない。
v1：極めて軽度の静脈侵襲を認める。
v2：v1 と v3 の中間の程度に静脈侵襲を認める。
v3：極めて高度の静脈侵襲を認める。

静脈侵襲の評価には弾性線維染色（Elastica-van Gieson〔EvG〕染色または Victoria-blue-HE 染色）を行い，確認することが望ましい。

### 4）神経周囲侵襲

pn0：神経周囲侵襲は認めない。
pn1：極めて軽度の神経周囲侵襲を認める。
pn2：pn1 と pn3 の中間の程度に神経周囲侵襲を認める。
pn3：極めて高度の神経周囲侵襲を認める。

極めて軽度とは，例えば作製された全切片を検索し一部にのみ対象所見が認められる（全標本中に 1～2 個の病変が認められる）ことを示し，極めて高度とは，多くの切片に対象所見が認められる（作製したほとんどすべての切片中に所見が認められる）ことを指す。

## 7. 切除断端の記載法

　切除断端の記載にあたっては，水平断端の評価と垂直断端の評価を別々に記載する。いずれの断端についても癌細胞が明らかに露出している場合を陽性とする。切除断端の近傍に癌細胞が存在している場合については，癌細胞と断端間の最短距離を記載することが望ましい。切除時操作による組織変性が加わっているために，組織学的に切除断端に出ている可能性が疑われるものの確定診断が困難な場合には，水平断端，垂直断端それぞれについて，pHMX または pVMX と記載する。

### 1）水平断端の記載

　水平断端について露出している成分が上皮内癌か浸潤癌かについての記載を必ず行う。
　pHM0：水平断端において，腫瘍細胞の露出を認めない。
　pHM1：水平断端において，腫瘍細胞の露出を認める。
　pHMX：水平断端において，腫瘍細胞の露出の有無を判定できない。

### 2）垂直断端の記載

　pVM0：垂直断端において，腫瘍細胞の露出を認めない。
　pVM1：垂直断端において，腫瘍細胞の露出を認める。
　pVMX：垂直断端において，腫瘍細胞の露出の有無を判定できない。

## 8. リンパ節転移巣の評価

　頭頸部癌のリンパ節転移の大きさはN因子の判定のみならず，病期の決定に関わっていることから，転移巣の大きさの計測と記載は必要である。
　N因子の判定に関わるリンパ節転移の大きさである 3 cm と 6 cm には十分な注意を払い，N因子を正確に判定する。
　今回の TNM 分類の改訂により，転移巣の節外浸潤（ENE：extranodal extension）の有無が pN 因子の決定に関わることから，組織学的に厳密に評価しなければならない。本来のリンパ節とその節外の境界線の目印として，リンパ節を取り囲むように走る膠原線維と節外の周囲に分布する血管を用いることにする（97 ページ，図 10 参照）。節外浸潤の距離については現時点では求めない。
　リンパ節転移部位の各領域に関して，転移個数を明示する。
　TNM 分類 第 8 版でもリンパ節内における微小な癌の転移をその大きさにより分類し，特に 0.2 mm 以下の転移を isolated tumour cell（ITC）と記載することが示されている。頭頸部癌においてリンパ節における微小癌転移の臨床的意義は明らかになっていないために，本取扱い規約においてはこれまでと同様，ITC の分類が存在することの記述にとどめる。

## 9. 術中迅速病理診断

　頭頸部領域において術中迅速病理診断が求められる場合は，何らかの理由で術前に良悪性の診断がつけられていない場合の質的診断か，切除断端におけるがん細胞の有無についての診断に原則は限られる。

　断端標本作製時には，材料の真の切除断端面が間違いなく検鏡面になるように十分に注意する必要がある。また，切除断端面においてどの層が描出されているか，その層においてがん細胞が存在するか否かについても言及し，明確に回答しなければならない。

## 10. 表在癌の取扱いと病理所見の記載

　表在癌についての検体の処理法，病理組織学的所見の抽出法および報告書の記載方法は「頭頸部表在癌取扱い指針」に準ずる。詳細はその指針を参照されたい。

### 1）切除された検体の処理

(1) 伸展固定：切除検体は，内視鏡的切除を施行した内視鏡術者またはその協力者により，コルク板または発泡スチロールに負荷をかけ過ぎないように伸展し，十分な量のホルマリンが入った槽に入れて固定する。分割切除された検体についても，各検体の生体内での位置関係がわかるように正しく伸展固定されることにより，切除断端の病理組織学的評価を可能にする場合がある。

(2) ホルマリン固定後の切り出し：ホルマリン固定された検体にルゴール（ヨード）染色を施し，病変部の不染域を確認する。その結果に基づき割線の方向を決定する。割線の幅は 2 mm が推奨される。

### 2）病理組織診断

　内視鏡切除標本に対する病理組織診断は，腫瘍性病変の大きさ，組織型，深達度（腫瘍の厚さ），進展様式，脈管侵襲の有無ならびに切除断端の評価の記載を必要とする。

(1) 腫瘍の大きさ
　　組織学的な腫瘍細胞の広がりに基づいて計測する。
(2) 組織型
　　本取扱い規約に従う（80ページ）。
(3) 深達度
　　頭頸部癌共通の深達度の測定方法としては，腫瘍の表面から，腫瘍細胞が存在する最深部までの距離を腫瘍の厚さ(tumour thickness)と定義して計測する。可能であれば，粘膜基準面からの深達距離も実測し，併せて記載する。
(4) 切除断端の評価
　　水平切離断端(HM：horizontal margin)および深部剝離面断端(垂直切離断端)(VM：vertical margin)に分けて記載する。

pHMX 水平切離断端における癌細胞の有無を判定できない。
pHM0 水平切離断端に非癌扁平上皮が確認され，癌細胞の露出を認めない。
pHM1 水平切離断端に癌細胞の露出を認める。
pVMX 垂直切離断端における癌細胞の有無を判定できない。
pVM0 垂直切離断端に非腫瘍組織が確認され，癌細胞の露出を認めない。
pVM1 垂直切離断端に癌細胞の露出を認める。

**切除断端判定不能について**

挫滅，焼却等の影響で，切除断端に癌細胞を確認できない。あるいは分割切除のために，癌の広がりの再構築が不可能であり，真の切離断端の判断が困難である等の場合については，組織学的な切除断端の評価は不能とみなし，その具体的な理由を記載して病理診断書に報告する。

## 11. 組織学的治療効果判定

### 1）対象症例

頭頸部癌については，術前の放射線治療および化学療法が標準治療として施行されていないのが現状である。しかしながら，術前治療後に外科的切除が施行されて提出された標本については，原則として以下の事項を臨床医に依頼書へ記載してもらい，病理組織学的治療効果判定を行う。

(1) 術前治療の種類（化学療法，放射線治療，化学放射線療法，その他），量，期間
(2) 術前治療終了から外科的切除が施行されるまでの期間
(3) 臨床的治療効果判定結果

### 2）検索材料

頭頸部癌の手術例および剖検例について効果判定を行う。

### 3）検索方法

腫瘍が存在していた領域全体を組織学的に評価することが望ましいが，少なくとも腫瘍の中心を通る最大割面を検鏡して判定を行う。

### 4）判定基準

**組織学的判定**

Grade 0 　無効　　　　癌組織・癌細胞に治療効果を認めない。
Grade 1 　やや有効　　癌組織・癌細胞に多少の変性所見を認めても，恐らくよく生存し得ると判断される癌細胞が3分の1以上を占める場合。

| | | |
|---|---|---|
| Grade 1a | ごく軽度の効果 | 生存し得ると判断される癌細胞が3分の2以上を占める場合。 |
| Grade 1b | 軽度の効果 | 生存し得ると判断される癌細胞が3分の1以上で3分の2未満の場合。 |
| Grade 2 | かなり有効 | 生存し得ると判断される癌細胞が3分の1未満を占めるに過ぎず，他は崩壊に傾いた癌細胞で占められる場合。 |
| Grade 3 | 著効 | 生存し得ると判断される癌細胞が全くみられずに，すべて崩壊に傾いた癌細胞のみで占められるか，癌の痕跡のみをみる場合。 |

## 12. 病理組織分類図譜―扁平上皮癌―

　異形成は構造異型と細胞異型が組み合わさり，扁平上皮癌へと進行するリスクを有する病変である。すなわち異形成とは癌に至る一連の腫瘍性病変と捉えられる。日常臨床における生検組織の病理診断の際には，生検組織は病変の全体ではなく部分像を評価している可能性があることを常に念頭に置くことが必要であり，臨床医との連携を十分に図ったうえで，生検組織における異形成という診断名を使用すべきである。

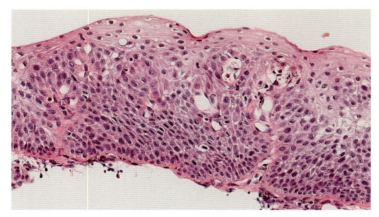

**図1　Low-grade dysplasia（mild dysplasia）**
上皮内のおおむね下方1/3以下に，基底細胞/傍基底細胞に類似する異型細胞が増殖するが，それより上方では扁平上皮固有の層状分化構造は保持される。

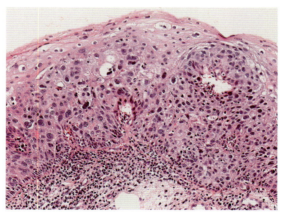

**図2　Low-grade dysplasia（moderate dysplasia）**
上皮内の下方2/3以下に，基底細胞/傍基底細胞に類似する異型細胞が増殖し，核の腫大や大小不同が図1のそれより目立つ。上方では扁平上皮固有の層状分化構造は保持される。

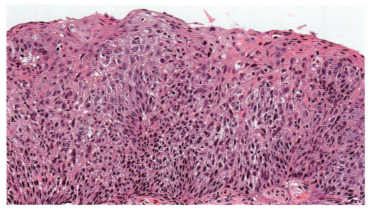

**図3 High-grade dysplasia (severe dysplasia)**
上皮内の2/3をこえた上方部分にまで，異型細胞が配列の乱れを示して増殖する。紡錘形核や大型核を有する細胞も混在する。最表層では錯角化層を残し，扁平上皮の層状分化構造が保持されている。

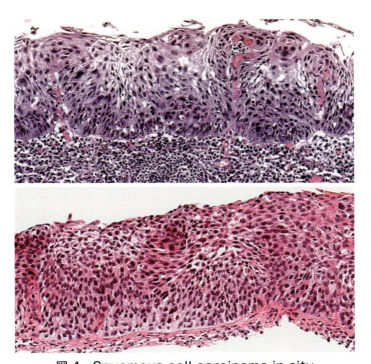

**図4 Squamous cell carcinoma in situ**
上皮全層を高度の核異型を有する異型細胞が不規則に配列して増殖し，上皮の層状分化構造は完全に消失する。Intra-papillary capillary loop (IPCL) の増生が目立つ場合（上図）や目立たない場合（下図）がある。基底膜は保たれ，遊離胞巣を形成する間質浸潤は認めない。

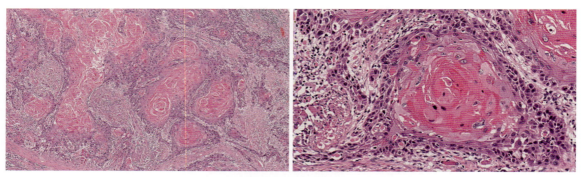

**図5　扁平上皮癌（高分化型）**

扁平上皮癌は角化，層状分化ならびに細胞間橋などの所見の有無やその程度により，分化度を決めている。高分化型扁平上皮癌は，広範囲に及ぶ高度の角化と明瞭な層状分化を有する。

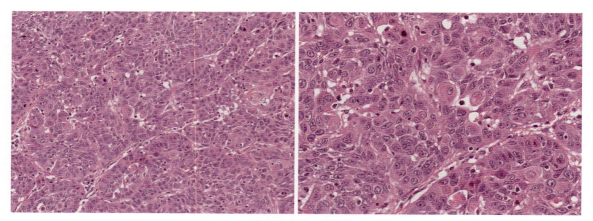

**図6　扁平上皮癌（低分化型）**

明瞭な角化や層状分化傾向は認められない扁平上皮癌を低分化型扁平上皮癌とする。極めて少数の有棘細胞への分化を示す細胞を認める場合がある。

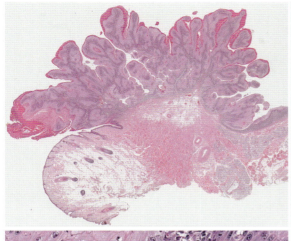
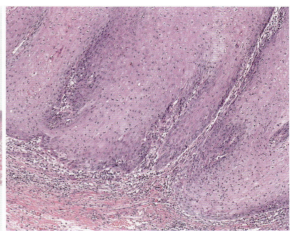
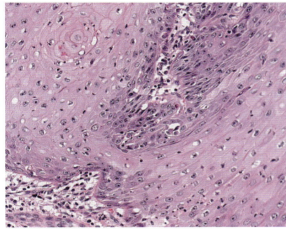

**図7　疣贅癌（verrucous carcinoma）**
肉眼的にはカリフラワー状の表面多結節状の白色隆起性病変である。組織学的には腫瘍細胞が外向性の疣贅状（乳頭状）の発育を示す。深部側へは，不規則，不整に周囲上皮の位置から上皮突起が陥入することがverrucous hyperplasiaとの鑑別点である。深部側の先端では，象の足先のように丸みを帯びた，幅広い上皮突起の伸長を認める。腫瘍細胞は非腫瘍性有棘細胞と比べて大型化するが，細胞異型度は低く，核分裂像に乏しい。

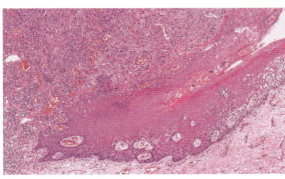
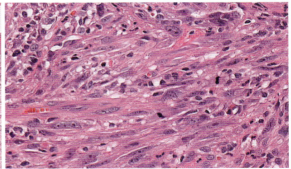

**図8　紡錘扁平上皮癌（spindle cell squamous cell carcinoma）**
扁平上皮との連続性を示しつつ，紡錘形の異型細胞の増殖からなる腫瘍組織であり，扁平上皮癌の亜型の一つである。高度の多形性を示し，種々の程度の上皮間葉移行が認められる。

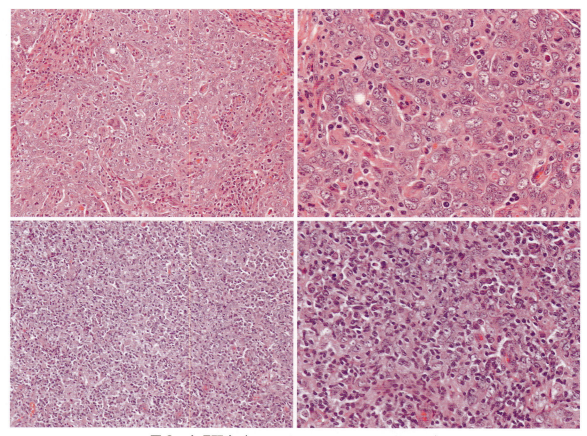

**図9 上咽頭癌（nasopharyngeal carcinoma）**
組織学的には，角化の有無によって nonkeratinizing carcinoma と keratinizing carcinoma に分けられる。さらに前者は胞巣形態，細胞形態によって differentiated subtype, undifferentiated subtype に細分類される。Nonkeratinizing carcinoma, undifferentiated subtype が従来の lymphoepithelial carcinoma を含む。Lymphoepithelial carcinoma は，EBV 関連腫瘍であることがこれまでに示されている。この腫瘍には，リンパ球浸潤の多寡があり，癌細胞の胞巣が比較的明瞭に見出されるもの（上段），リンパ球浸潤が多く，癌細胞の上皮様集塊が不明瞭なもの（下段）とが存在する。後者では癌細胞を見落とさないよう注意が必要である。

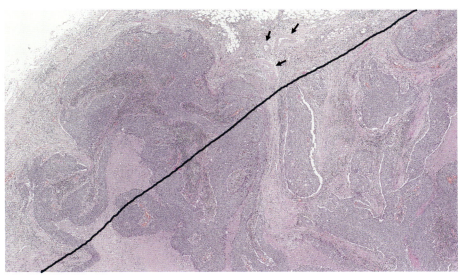

**図 10　節外浸潤（ENE：extranodal extension）**
本取扱い規約では，腫瘍細胞の節外浸潤の有無が pN 因子の判定に関わることから，組織学的に厳密に評価しなければならない。本来のリンパ節とその節外の境界線（濃紺色線）の目印として，リンパ節を取り囲むように走る膠原線維とリンパ節外の周囲に分布する血管（黒矢印）を用いる。矢印で示すように，本来のリンパ節をこえた浸潤とみなされる場合には節外浸潤陽性と判定する。節外浸潤の距離について AJCC 2017 では，節外浸潤距離 2 mm 以上を ENEma（ENE＞2 mm or gross ENE），節外浸潤 2 mm 以下を ENEmi（microscopic ENE≦2 mm）と定めているが，本取扱い規約では節外浸潤の距離の記載を現時点では求めない。

## 付．ICD-O コード表

　腫瘍の組織分類は，その組織発生を考慮しつつ，かつできるだけ簡明で国際的にも通用するものであり，多くの病理医の間に意見の一致がみられるようなものが望ましい．そこで，本取扱い規約では現行の WHO の国際疾病分類—腫瘍学第 3 版の分類に従うことにした．以下に比較的利用頻度の高いものについて ICD-O コードを示した．

| EPITHELIAL NEOPLASMS | 上皮性新生物 | ICD-O |
|---|---|---|
| 　Squamous cell carcinoma in situ, NOS | 　上皮内扁平上皮癌，NOS | 8070/2 |
| Carcinomas | 癌腫 | |
| 　Carcinoma, NOS | 　癌腫，NOS | 8010/3 |
| 　Squamous cell carcinoma, NOS | 　扁平上皮癌，NOS | 8070/3 |
| 　　Verrucous carcinoma, NOS | 　　疣状癌，NOS | 8051/3 |
| 　　Spindle cell carcinoma, NOS | 　　紡錘形細胞癌，NOS | 8074/3 |
| 　　Carcinosarcoma, NOS | 　　癌肉腫，NOS | 8980/3 |
| 　　Transitional cell carcinoma, NOS | 　　移行上皮癌，NOS | 8120/3 |
| 　　Lymphoepithelial carcinoma, NOS | 　　リンパ上皮癌，NOS | 8082/3 |
| 　Adenocarcinoma, NOS | 　腺癌，NOS | 8140/3 |
| 　　Mucoepidermoid carcinoma | 　　粘表皮癌 | 8430/3 |
| 　　Acinar cell carcinoma | 　　腺房細胞癌 | 8550/3 |
| 　　Adenoid cystic carcinoma | 　　腺様嚢胞癌 | 8200/3 |
| 　　Adenosquamous carcinoma | 　　腺扁平上皮癌 | 8560/3 |
| 　　Carcinoma in pleomorphic adenoma | 　　多形性腺腫内癌 | 8941/3 |
| 　Carcinoma, undifferentiated, NOS | 　癌腫，未分化，NOS | 8020/3 |
| MISCELLANEOUS NEOPLASMS, MALIGNANT | その他の悪性腫瘍 | |
| 　Malignant melanoma, NOS | 　悪性黒色腫，NOS | 8720/3 |
| 　Odontogenic tumors, malignant | 　歯原性腫瘍，悪性 | 9270/3 |
| 　Malignant lymphoma, NOS | 　悪性リンパ腫，NOS | 9590/3 |
| 　Plasmacytoma, NOS | 　形質細胞腫，NOS | 9731/3 |
| 　Hemangiopericytoma, malignant | 　血管外皮腫，悪性 | 9150/3 |
| 　Fibrosarcoma, NOS | 　線維肉腫，NOS | 8810/3 |
| 　Rhabdomyosarcoma, NOS | 　横紋筋肉腫，NOS | 8900/3 |
| 　Paraganglioma, malignant | 　傍神経節腫，悪性 | 8680/3 |
| 　Malignant, fibrous histiocytoma | 　悪性線維性組織球腫 | 8830/3 |
| 　Chondrosarcoma, NOS | 　軟骨肉腫，NOS | 9220/3 |
| 　Osteosarcoma, NOS | 　骨肉腫，NOS | 9180/3 |
| 　Olfactory neurogenic tumor | 　嗅神経原腫瘍 | 9520/3 |
| 　Olfactory neuroblastoma | 　嗅神経芽腫 | 9522/3 |

表に掲載されていないものについては ICD-O 第 3 版（日本語訳：国際疾病分類—腫瘍学第 3 版）を参照されたい．

## 付．唾液腺腫瘍の組織型分類

| | |
|---|---|
| Malignant tumours | 悪性腫瘍 |
|   Mucoepidermoid carcinoma | 粘表皮癌 |
|   Adenoid cystic carcinoma | 腺様嚢胞癌 |
|   Acinic cell carcinoma | 腺房細胞癌 |
|   Polymorphous adenocarcinoma | 多型腺癌 |
|   Clear cell carcinoma | 明細胞癌 |
|   Basal cell adenocarcinoma | 基底細胞腺癌 |
|   Intraductal carcinoma | 導管内癌 |
|   Adenocarcinoma, NOS | 腺癌，NOS |
|   Salivary duct carcinoma | 唾液腺導管癌 |
|   Myoepithelial carcinoma | 筋上皮癌 |
|   Epithelial-myoepithelial carcinoma | 上皮筋上皮癌 |
|   Carcinoma ex pleomorphic adenoma | 多形腺腫由来癌 |
|   Secretory carcinoma | 分泌癌 |
|   Sebaceous adenocarcinoma | 脂腺腺癌 |
|   Carcinosarcoma | 癌肉腫 |
|   Poorly differentiated carcinoma | 低分化癌 |
|     Undifferentiated carcinoma | 未分化癌 |
|     Large cell neuroendocrine carcinoma | 大細胞神経内分泌癌 |
|     Small cell neuroendocrine carcinoma | 小細胞神経内分泌癌 |
|   Lymphoepithelial carcinoma | リンパ上皮癌 |
|   Squamous cell carcinoma | 扁平上皮癌 |
|   Oncocytic carcinoma | オンコサイト癌 |
|   *Uncertain malignant potential* | *境界悪性腫瘍* |
|   Sialoblastoma | 唾液腺芽腫 |
| Benign tumours | 良性腫瘍 |
|   Pleomorphic adenoma | 多形腺腫 |
|   Myoepithelioma | 筋上皮腫 |
|   Basal cell adenoma | 基底細胞腺腫 |
|   Warthin tumour | ワルチン腫瘍 |
|   Oncocytoma | オンコサイトーマ |
|   Lymphadenoma | リンパ腺腫 |
|   Cystadenoma | 嚢胞腺腫 |
|   Sialadenoma papilliferum | 乳頭状唾液腺腺腫 |
|   Ductal papillomas | 導管乳頭腫 |
|   Sebaceous adenoma | 脂腺腺腫 |
|   Canalicular adenoma and other ductal adenomas | 細管状腺腫とその他の導管腺腫 |

（日本唾液腺学会 HP「唾液腺腫瘍 2017 WHO 分類：日本語訳」より抜粋）

付1．内視鏡所見による
　　　頭頸部領域の部位・亜部位

## 中・下咽頭解剖図譜（耳鼻咽喉科内視鏡）

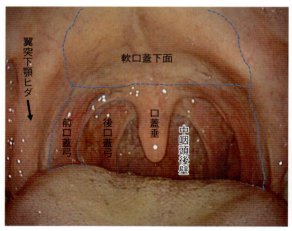

**図1　中咽頭上壁・側壁**
経口的に観察した所見。中咽頭上壁，側壁を示す。両側口蓋舌弓稜線の頂部を結ぶ水平面を軟口蓋下面と口蓋垂および前口蓋弓との境界，両側口蓋舌弓と舌の接合部を含む水平面を口腔との境界とする。

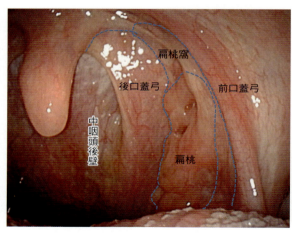

**図2　中咽頭側壁**
経口的に観察した所見。中咽頭左側壁を示す。前口蓋弓裏面の後縁と，後口蓋弓前面の前縁に囲まれた領域を扁桃窩とする。扁桃窩上縁は口蓋垂と境界をなす。

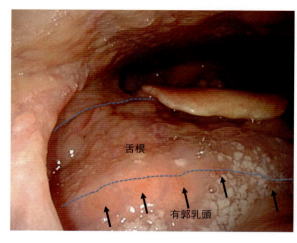

**図3　舌根**
経鼻的に観察した所見。舌根の領域を示す。舌後方の有郭乳頭を連続させた線，および舌根最尾側の境界を示す。

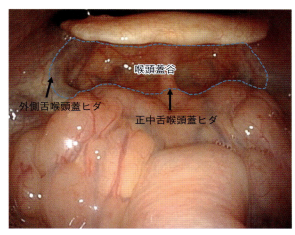

**図4　喉頭蓋谷**
経鼻的に観察した所見。舌根の最尾側と外側舌喉頭蓋ヒダの稜線，喉頭蓋の基部で囲まれる領域を喉頭蓋谷とする。

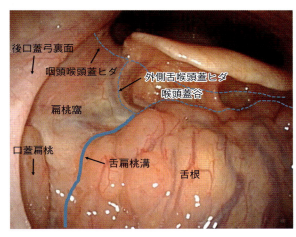

**図5　中咽頭前壁・側壁**
経鼻的に観察した所見。舌根の外縁と外側舌喉頭蓋ヒダを連続させた線を中咽頭の側壁，前壁の境界とする。舌扁桃溝は側壁に含める。咽頭喉頭蓋ヒダの稜線より尾側は下咽頭とする。

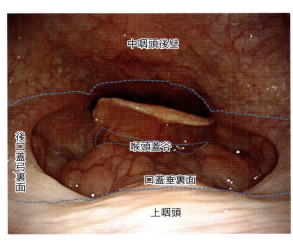

**図6　上咽頭，中咽頭側壁・後壁**
経鼻的に観察した所見。軟口蓋裏面の後口蓋弓の頂部に相当する高さを示す。これを境界とした頭側を上咽頭，尾側を中咽頭（後口蓋弓，口蓋垂）とする。後壁における上咽頭と中咽頭の境界も同線を後方水平に延長した線とする（ここでは写っていない）。後壁と側壁の境界は後口蓋弓裏面の後縁，中咽頭後壁と下咽頭後壁の境界は喉頭蓋谷の高さに相当する水平面を後方に延長した線とする。

104　付1．内視鏡所見による頭頸部領域の部位・亜部位

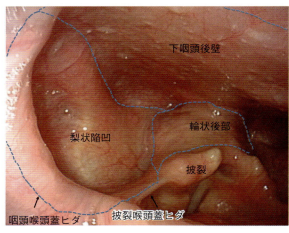

**図7　下咽頭 ①**
経鼻的に観察した所見。バルサルバ法で下咽頭を開大している。咽頭喉頭蓋ヒダ，披裂喉頭蓋ヒダ，披裂隆起の外縁，披裂軟骨および輪状軟骨の外縁，甲状軟骨外側縁を連続させた線で囲まれる領域を梨状陥凹とし，同線を中咽頭，喉頭，輪状後部，下咽頭後壁との境界とする。下咽頭と食道の境界はさらに尾側となるためここでは写っていない。上部消化管内視鏡写真（図14）で示す。

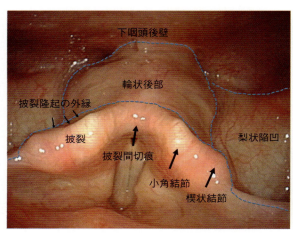

**図8　下咽頭 ②**
経鼻的に観察した所見。バルサルバ法で下咽頭を開大している。楔状結節と小角結節からなる披裂隆起の外縁と，披裂間切痕の後縁を連続させた線を喉頭と下咽頭（輪状後部）の境界とする。

## 中・下咽頭解剖図譜（上部消化管内視鏡）

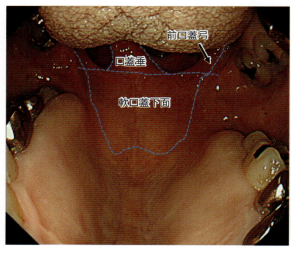

**図9　中咽頭上壁および側壁**
硬口蓋との境界から，両側口蓋舌弓稜線の頂部を結ぶ水平面までを軟口蓋下面とする。

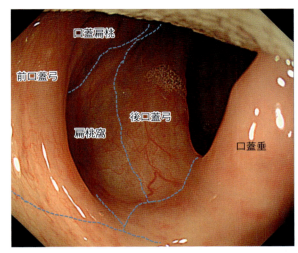

**図 10　中咽頭側壁**
両側口蓋舌弓稜線の頂部を結ぶ水平面から尾側を前口蓋弓，前口蓋弓裏面の後縁（ここでは写っていない）と後口蓋弓前面の前縁に囲まれた領域を扁桃窩とする。

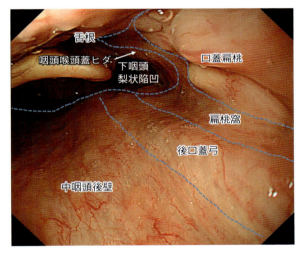

**図 11　中咽頭後壁と側壁の境界**
後口蓋弓の隆起は側壁に含め，同隆起の後縁より後方を中咽頭後壁とする。中咽頭と下咽頭の境界は咽頭喉頭蓋ヒダの稜線および，喉頭蓋谷（ここでは写っていない）の高さに相当する水平面を後壁まで延長した線とする。

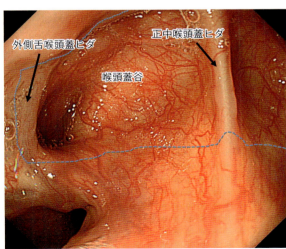

**図 12　喉頭蓋谷左側**
舌根の最尾側と喉頭蓋の基部，および両側の外側舌喉頭蓋ヒダの稜線で囲まれる領域を喉頭蓋谷とする。

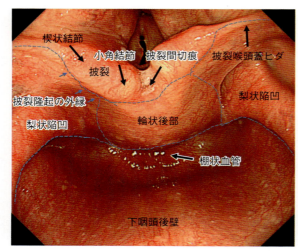

図13　下咽頭
バルサルバ法で下咽頭を開大している。披裂喉頭蓋ヒダ，楔状結節と小角結節からなる披裂隆起の外縁と，披裂間切痕の後縁を連続させた線を喉頭と下咽頭の境界とする。披裂喉頭蓋ヒダ，披裂隆起の外縁，披裂軟骨および輪状軟骨の外縁，甲状軟骨外側縁を連続させた線で囲まれる領域を梨状陥凹とし，喉頭，輪状後部，下咽頭後壁との境界とする。最尾部に下咽頭収縮筋輪状咽頭部による隆起とその表層の棚状血管が観察されている。

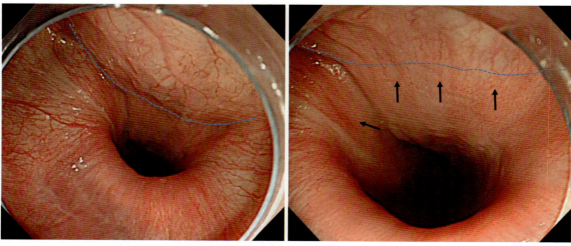

図14　下咽頭と食道の境界（喉頭展開時）
喉頭鏡を用いて下咽頭を展開した所見。下咽頭収縮筋輪状咽頭部による後壁側の隆起と，その表層の棚状血管が観察されている。喉頭展開時に輪状軟骨下縁の線が観察できる際にはそれを下咽頭と食道の境界とし，非展開時など確認できない場合には棚状血管の下縁をその境界とする。
点線：輪状軟骨下縁，矢印：棚状血管下縁

## 付2. 治療後機能の判定基準

## 付2. 治療後機能の判定基準

　頭頸部の各臓器は日常生活に欠くことのできない重要な機能を担っている。したがって頭頸部癌の治療にあたっては根治性もさることながら，治療後の機能障害を最小限に抑える努力が払われている。そこで治療後の機能を評価するための基準の設定が望まれる。

　今後，日常診療で手軽に行えてなおかつある程度の客観性のある判定基準の作成が待たれるが，ここにその1つの案として，会話機能の評価基準（表1）と頸部郭清術後機能の質問表（表2）を提案する。その他の機能についても今後，評価基準の作成を検討したい。

**表1　会話機能評価基準**

|  | (A) 家人と | (B) 他人と |
|---|---|---|
| 1．よくわかる | 5点 | 5点 |
| 2．時々わからないことがある | 4点 | 4点 |
| 3．話の内容を知っていればわかる | 3点 | 3点 |
| 4．時々わかる | 2点 | 2点 |
| 5．まったくわからない | 1点 | 1点 |
| A＋B | | |
| excellent：10〜8点　日常会話可能，新たな話題でも会話が可能 | | |
| moderate：7〜5点　話題が限られていれば会話が可能 | | |
| poor：4点以下　社会的な言語生活が困難 | | |

　この会話機能評価基準は，厚生省（当時）がん研究助成金による「口腔・中咽頭がんの治療法の確立と治療後の機能評価 59-8」の研究班において東京大学の広瀬が提案したものである。

**表2　頸部郭清術後機能質問表**

下記の質問について，手術を受ける前と比べて，現在の状態に当てはまる答えを○で囲んでください．（1〜7の質問には，左右別々にお答えください）

1. 肩や首が硬くなりましたか？
　　右　まったくない　ほとんどない　少し硬くなった　かなり硬くなった　大変硬くなった
　　左　まったくない　ほとんどない　少し硬くなった　かなり硬くなった　大変硬くなった
2. 肩や首が締めつけられますか？（首が重く感じられますか？）
　　右　まったくない　ほとんどない　少しある　かなり締めつけられる　大変締めつけられる
　　左　まったくない　ほとんどない　少しある　かなり締めつけられる　大変締めつけられる
3. 肩や首が痛みますか？　頭痛を感じることが増えましたか？
　　右　まったく痛まない　ほとんど痛まない　少し痛む　かなり痛む　とても痛む
　　左　まったく痛まない　ほとんど痛まない　少し痛む　かなり痛む　とても痛む
4. 首のしびれを感じますか？
　　右　まったく感じない　ほとんど感じない　少ししびれる　かなりしびれる　大変しびれる
　　左　まったく感じない　ほとんど感じない　少ししびれる　かなりしびれる　大変しびれる
5. 肩が下がったと感じますか？
　　右　まったく感じない　ほとんど感じない　少し下がった　かなり下がった　大変下がった
　　左　まったく感じない　ほとんど感じない　少し下がった　かなり下がった　大変下がった
6. 高い所のものが取りにくくなりましたか？
　　右　問題ない　ほとんど問題ない　少し取りにくい　かなり取りにくい　大変取りにくい
　　左　問題ない　ほとんど問題ない　少し取りにくい　かなり取りにくい　大変取りにくい
7. 首や肩の外観の変化が気になりますか？
　　右　気にならない　ほとんど気にならない　少し気になる　かなり気になる　大変気になる
　　左　気にならない　ほとんど気にならない　少し気になる　かなり気になる　大変気になる
8. 寝ていて起きあがるときに不自由を感じますか？
　　まったくない　ほとんどない　少し不自由　かなり不自由　大変不自由
9. 衣服の着脱に不自由を感じますか？
　　感じない　ほとんど感じない　少し不自由　かなり不自由　大変不自由
10. 術後，髪の毛を洗うのが困るようになりましたか？
　　問題ない　ほとんど問題ない　少し困る　かなり困る　自分で洗えない
11. 顔のむくみが気になりますか？
　　気にならない　ほとんど気にならない　少し気になる　かなり気になる　大変気になる
12. 首や肩の症状により日常生活に不自由を感じますか？
　　問題ない　ほとんど問題ない　少し不自由　かなり不自由　大変不自由
13. 首や肩の症状により今までのお仕事が制限されますか？
　　まったく問題ない　ほとんど問題ない　少し制限　かなり制限　非常に制限
14. 首や肩の症状により趣味やスポーツが制限されますか？
　　まったく問題ない　ほとんど問題ない　少し制限　かなり制限　非常に制限
15. 現在の日常生活に満足していますか？
　　大変満足　かなり満足　まあまあ満足　少し不満　非常に不満

上肢挙上テスト（図）　右_____　左_____
手の甲を上にして　上肢を側方に
　0．まったく，あるいは，ほとんど挙げられない
　1．水平，あるいは，その前後までしか挙げられない
　2．水平以上挙げられるが，150度以上は挙げられない
　3．150度以上挙げられるが，真上までは挙げられない
　4．真上まで挙げられるが，努力が必要，または痛みを伴う
　5．無理なく真上まで挙げられ，痛みも伴わない

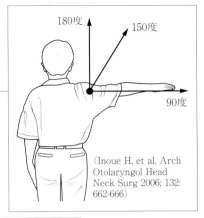

(Inoue H. et al. Arch Otolaryngol Head Neck Surg 2006; 132: 662-666)

(丹生健一，他．頭頸部癌 2005；31：391-395)
この頸部郭清術後機能の標準的評価基準は厚生労働省科学研究費補助金「頭頸部がんのリンパ節転移に対する標準的治療法の確立に関する研究」により行われた．

# 付 3. 頭頸部悪性腫瘍全国登録 登録要領

## 症例登録要領

1. **登録対象は，以下の条件を満たす症例とします．**
   a) 原発部位が口腔，鼻副鼻腔，喉頭，咽頭（上・中・下），大唾液腺のいずれかであるもの．
   b) 貴施設で治療を行った症例．
   c) 治療開始年月日が20　年1月1日から20　年12月31日までの間であるもの．
   d) 貴施設で行った病理組織検査により，悪性腫瘍であることが確認されているもの．
   e) 未治療例．
   注1：原発部位が頸部食道および甲状腺である症例は除外します．
   注2：セカンドオピニオン症例など，貴施設で治療を行わなかった症例は登録対象となりません．
   注3：既治療例や再発例は，登録・集計対象となりません．ただし，上記のa）～d）を満たす初回治療例で，前医治療があるにもかかわらず，主たる治療は貴施設で行われたと考え得る場合には，未治療例に準ずるものと判断し，登録対象とします．
   注4：高齢などの理由でbest supportive careだけで終わった症例も，主たる経過観察が貴施設で行われていれば，登録対象としてください．

2. **治療開始年月日による『頭頸部癌取扱い規約』の適応**

   治療開始年月日が2018年1月1日以降になる症例では，『頭頸部癌取扱い規約　第6版補訂版』に従って登録してください．新たな取扱い規約第7版が発行され，使用開始年月日が決まるまでは第6版補訂版を使用します．なお，2011～2017年の症例は第5版，2006～2010年の症例は第4版，2001～2005年の症例は第3版に従って登録してください．

3. **症例登録上の注意事項**
   A．症例登録開始までの準備
   1．全国登録に参加するためには，「登録開始申請」が必要です．日本頭頸部癌学会の会員が所属する施設であれば，どの施設でも登録可能ですが，参加を希望される方は，日本頭頸部癌学会の会員限定サイト内で「登録開始申請」を行い，学会事務局から「INDICE（症例登録）用パスワード」を取得してください（登録開始申請を行うと，インターネット医学研究データセンター「INDICE」専用パスワードがハガキで届きます）．
   2．「登録開始申請」を行った方は，ご自身のUMINのIDに対して，「一般用パスワード」と「症例登録（INDICE）用パスワード」を取得されたことになり，「頭頸部悪性腫瘍全国登録」内の「全国登録専用サイト」から，「症例登録システム」にもアクセスすることができます．
   3．なお，パスワードは本人のみの管理となっており，登録事務局やUMINセンターでの照会は行っていません．また，パスワードは「症例登録システム」で定期的に変更してください．

B.「症例登録システム」の入力方法

B-1. 新規登録

1. 新規登録には「症例登録」をクリックして，症例登録フォームから登録してください。ピンクの欄は必須項目となっており，空欄では登録が完了しません。
2.「症例登録番号」は登録完了時に自動的に割り当てられます。
3.「患者イニシャル」は，2017年以降必須項目ではありません。
4.「生年月日」は，初診年月日と連動して年齢の自動計算に利用されます。施設の規定で生年月日が個人情報と認定される場合は，全症例を◯月1日と決めて入力してください。
5.「初診年月日」は，今回登録の対象とした癌のために初診した日としてください。
6.「ハッシュ値」は，ハッシュ値計算 をクリックすると別画面が開きますので，その画面で氏名を全角カタカナで入力し，ハッシュ値計算 をクリックすると，匿名化された計算結果が自動的に症例登録フォームに入力されます。カタカナ氏名は登録されません。
   注：「生年月日」「性別」「ハッシュ値」「原発部位」「治療開始年月日」が一致する症例では，二重登録を回避するためのアラートが表示されます。二重登録か，頭頸部領域内の重複癌なのかを十分ご確認ください。
7.「喫煙」「飲酒」および「頸部照射歴」は，選択肢の中から最も該当すると思われるものを選んでください。
8.「原発部位」は 原発部位の選択 をクリックしていただくと，「原発部位ICD-Oコード」の一覧表が開きます。該当する「ICD-Oコード」をクリックすると，コード番号と小分類の和名が自動入力されます。重複癌に関しましては，別の癌として登録し，それぞれに登録番号が付与されますので，病変ごとに別症例としての登録をお願いします。
9.「現病歴」は該当するものを選択してください。ただし，本「全国登録」では，登録集計対象は未治療例としており，既治療例や再発例は集計の対象となりません。ただし，前医治療があるにもかかわらず主たる治療は貴施設で行われたと考え得る場合には，未治療例に準ずるものと判断し，登録対象とします（仮に，既治療例や再発例を登録された場合でも，管理・集計者のほうで集計の際に除外しますので問題はありません）。
   注：高齢などの理由でbest supportive careだけで終わった症例も，主たる経過観察が貴施設で行われていれば，登録対象としてください。
10.「p16」は2018年1月1日以降に治療を開始した中咽頭扁平上皮癌について，該当する項目を選択してください。p16陽性の場合は，次に続くTNM分類の入力内容に応じてTNM分類（第8版）でのStageが自動計算されます。中咽頭扁平上皮癌以外では「9. 不明（検査せず）」を選択してください。
11.「TNM分類」は，治療開始年月日が2018年1月1日以降の症例につきましては，『頭頸部癌取扱い規約 第6版』に従ってください。また，肉腫など非上皮系の悪

性腫瘍で TNM 分類が規定されていない症例に関しましても，上皮系腫瘍に準じて TNM 分類を行うことが推奨されます．ただし，蝶形洞や前頭洞などの TNM 分類が定義されていない部位の腫瘍につきましては，TNM 分類は「定義なし」としてください．

12. 本「全国登録」における各領域の TNM 分類に応じた Stage 分類は，「治療開始年月日」における『頭頸部癌取扱い規約』に準じた条件式を基にして自動入力されます．Stage 分類が「不明」となる場合には，もう一度「治療開始年月日」を確認いただき，対応する『頭頸部癌取扱い規約』の版を確認してください．

13. 「全身状態（PS）」に関しましては，参考までに以下にお示しします．
    PS0：無症状で社会活動ができ，制限を受けることなく，発病前と同等にふるまえる．
    PS1：軽度の症状があり，肉体労働は制限を受けるが，歩行，軽労働や座業はできる．例えば軽い家事，事務など．
    PS2：歩行や身の回りのことはできるが，ときに少し介助がいることもある．軽労働はできないが，日中の 50％以上は起居している．
    PS3：身の回りのある程度のことはできるが，しばしば介助がいり，日中の 50％以上は就床している．
    PS4：身の回りのこともできず，常に介助がいり，終日就床を必要としている．

14. 「同時重複癌の有無」は，当該腫瘍の診断時期と前後 2 カ月以内に診断された重複癌について，該当する項目を選択してください．院内がん登録における判断基準に準じていますが，『頭頸部癌取扱い規約』の記載も参考にし，担当医の詳細な判断もお願いいたします．

15. 「病理組織診断」は 病理組織診断の選択 をクリックしていただくと，「病理組織診断 ICD-O コード（英語名アルファベット順）」の一覧表が開きます．該当する「ICD-O コード」をクリックすると，コード番号と和名が自動入力されます．
    もし，該当する病理組織診断名が一覧表にない場合は，ICD-O コード番号欄にわかれば該当する ICD-O コード，わからなければ「88888」とし，和名も直接入力してください．その場合，一覧表の中に該当する病理組織診断名が存在しないか，十分確認してから行ってください．

16. 「治療方針」は，選択肢の中から最も該当すると思われるものを選んでください．

17. 「治療開始年月日」は，癌に対する治療が開始された日付を入力してください（鎮痛剤の処方や気管切開などの処置は癌に対する治療とはみなしません）．「初診年月日」以降の日付が入力されていないと登録できないようになっています．全くの無治療であった場合は，「治療開始年月日」を「初診年月日」としていただいてかまいません．

18. 「初回治療方法」はあくまでも「初めに計画された一連の治療」です．再発を来してから行った治療は含まれません．以下の例もご注意ください．
    例 1：術前に手術治療のみで根治可能と判断していたが，術後病理が断端陽性であったため術後化学放射線療法を追加した場合も，すべて初回治療として記入してください．→よくある質問 FAQ を参照

例2：手術前後に行った放射線治療や化学療法は，その順序に応じて「最初」「2番目」「3番目」と分けて入力してください。「D．手術＋放治同時」と「E．手術＋化療同時」は，それぞれ術中照射と術中化学療法を意味します。

19. 「原発巣手術」は 原発巣手術術式の選択 をクリックしていただくと，「原発巣手術記載用コード」の一覧表が開きます。該当するコードをクリックすると，コード番号と原発巣手術術式が自動入力されます。不明の場合は「V9．不明」を選択してください。
20. 「再建術式　主たる術式」は 再建術式の選択 をクリックしていただくと，「再建術式記載用コード」の一覧表が開きます。主たる術式として該当するコードをクリックすると，コード番号と再建術式が自動入力されます。
21. 「放射線治療　方針」で選択肢の中から最も該当すると思われるものを選んでください。
    分類が難しい場合は「9．不明」でも登録できます。
    ※「放射線治療　方針」では，何らかの放射線治療を行っている場合，「放射線治療　線質」の選択肢の中から該当するものを選んでください。
22. 「X線治療の方法」は，「放射線治療　線質」でX線（and/or 電子線）を選択した場合，該当する項目を選択してください。
23. 「化学療法」は，選択肢の中から最も該当すると思われるものを選んでください。
24. 「pT分類」は，手術を行っていない症例ではpTXとしてください。
25. 「pN分類」は，手術を行っていない症例ではpNXとしてください。
26. 「登録完成度」は，当該症例の登録状況を選択してください。必須項目以外が空値でも「仮登録」は可能ですが，該当する選択肢があればそれを選んでいただくか，もしくは該当する選択肢がない場合は「0．なし」，詳細不明な場合は「9．不明」を入力してください。全項目に入力されると「登録完了」を選択できます。「登録完成度」で登録完了を選択した後は，一般ユーザは修正が行えなくなりますので，問い合わせ用アドレス：hnc-admin@umin.ac.jp までご連絡ください。
27. 入力が終了しましたら， 次へ進む をクリックしてください。
28. 登録内容に誤りがないことをご確認いただいたのち， 登録する をクリックして登録してください。
29. 登録内容に不備があるか，症例登録の条件を満たしていないため登録できない場合は，「登録できません」と表示されます。問題となっている箇所をご確認いただき，末尾にある 修正する をクリックして，前の画面（入力画面）に戻って修正してください。
30. HNC/登録完了の画面に移り，症例登録番号が示されます。今後はこの症例登録番号に基づいて予後情報などを入力していきますので，必ずこの番号を控えておく必要があります。登録申請時にお送りした「個人情報対応表」をご利用ください（「全国登録専用サイト」の「6．個人情報対応表（Excelファイル）」からダウンロードもできます）。

B-2. 登録症例の一覧と更新　経過観察情報の登録
1. 登録後は，「引き続き1回目の経過観察情報の登録を行う」「メニューへ戻る」「登録症例一覧」のどれかを選択することができます。
「引き続き1回目の経過観察情報の登録を行う」をクリックすると，「HNC/経過観察フォーム　予後情報（1回目）」の画面に移ります。
「メニューへ戻る」を選択すると，最初の「症例登録システム」の画面に戻ります。
「登録症例一覧」では「HNC/登録データ検索」の画面が開きます。この画面は最初の「症例登録システム」の画面で「登録症例の一覧と更新　経過観察情報の登録」をクリックして開く画面に相当します。
2. 「HNC/登録データ検索」では，検索条件を入力することにより，該当症例の検索ができます。条件を全く入力せずに 検索する をクリックすると，貴施設で現在登録されている症例をすべて表示することができます。その中から経過観察情報を入力したい症例を選んでクリックしてください。「経過観察情報登録画面」の○回目「未入力」と表示されているところをクリックすれば「HNC/経過観察フォーム　予後情報（○回目）」の画面に移ります。
「HNC/経過観察フォーム　予後情報（○回目）」では，予後情報を入力していただきます。予後情報は6項目中4項目が必須項目となっており，これらが空欄では登録が完了しません。「初回再発部位」が「8. 判定不能（初発病変制御できず）」もしくは「9. 不明」の場合は，「上記を確認した年月日」の欄には，治療終了日を記入してください。
「異時重複癌の部位」は，該当する項目について複数選択可能です。「異時重複癌に関する記載」は，その詳細を自由にご記載ください。
「最終確認年月日」は，生存例の場合は最終生存確認年月日，死亡例の場合は死亡年月日を入力してください。不明・追跡不能例の場合でも「9. 不明・追跡不能」はできるだけ使用せず，「最終確認年月日」には調査日ではなく，最後に生存を確認できた年月日を記入してください。入力が終了したら， 登録する をクリックしてください。
3. 登録が完了したら，「メニューへ戻る」で「症例登録一覧システム」の画面に戻るか，「登録症例一覧」で「HNC/登録データ検索」の画面を開くことができます。

B-3. 一度登録した内容の修正
1. 修正は最初のメニュー画面「症例登録システム」において，「登録症例の一覧と更新　経過観察情報の登録」をクリックし，「HNC/登録データ検索」の画面を開きます。修正したい症例を探すには，条件を指定して検索するか，条件を指定しないで「検索する」ボタンをクリックし全症例を表示して，その中から修正したい症例を探してください。
2. 該当する症例を開いたら，「症例登録フォーム」および「経過観察フォーム　予後情報」の修正したいほうの登録状況「入力済」をクリックして修正します。「症例登録フォーム」では「登録完成度」が仮登録の場合は何度でも修正できます。

3．「登録完成度」で「登録完了」とした症例を修正したい場合は，全国登録問い合わせ用メールアドレス：hnc-admin@umin.ac.jp までご連絡ください。

## 登録項目 ver. 2.2（UMIN サーバーで使用）

（赤字-必須入力項目，緑字-入力不可項目）

| 患者識別情報 | |
|---|---|
| 1. 症例登録番号 | ※この番号は登録完了時に自動的に割り当てられます |
| 2. 患者イニシャル | ※改訂 1.0 版発行以降は，任意入力となります |
| 3. 生年月日（西暦） | |
| 4. 性別 | 1. 男性　2. 女性 |
| 5. 初診年月日（西暦） | |
| 6. 初診時の年齢 | 自動計算（入力不可） |
| 7. ハッシュ値 | 計算ツール表示され，姓名を全角カタカナで入力すると，サーバーには自動計算された値が入力されます |

| 既往歴 | |
|---|---|
| 8. 喫煙 | 0. 吸ったことがない　1. 止めた　2. 吸う　9. 不明 |
| 9. 飲酒 | 0. 飲まない　1. 止めた　2. ときどき飲む<br>3. ほとんど毎日飲む　9. 不明 |
| 10. 頸部照射歴 | 0. なし　1. あり　9. 不明 |

| 原発部位 | |
|---|---|
| 11. 原発部位 | ICD-O コード（C から始まる 4 桁のコード）を記載<br>（別表 1 を参照） |

| 治療前診断 | |
|---|---|
| 12. 現病歴 | 1. 一次治療例　2. 再発・転移例<br>8. その他（治療なし，経過観察のみ，など）　9. 不明 |
| 13. p16 | 1. 陽性　2. 陰性　9. 不明（検査せず） |
| 14. T 分類（臨床的） | T0　Tis　T1　T1a　T1b　T2　T2a　T2b<br>T3　T4　T4a　T4b　TX　定義なし |
| 15. N 分類（臨床的） | N0　N1　N2　N2a　N2b　N2c<br>N3　N3a　N3b　NX　定義なし |
| 16. M 分類（臨床的） | M0　M1　MX　定義なし |
| 17. Stage 分類（臨床的） | 自動計算（入力不可）<br>0 期　Ⅰ期　Ⅱ期　ⅡA 期　ⅡB 期　Ⅲ期<br>ⅣA 期　ⅣB 期　ⅣC 期　不明 |
| 18. 遠隔転移 | 0. なし　1. 肺　2. 骨　3. 肝　4. 脳　5. 皮膚<br>6. 遠位リンパ節　7. 2 部位以上　8. その他　9. 不明 |
| 19. 顔面神経麻痺 | 0. 麻痺なし　1. 不完全麻痺あり　2. 完全麻痺あり<br>9. 不明 |

| 20. 全身状態（PS） | PS0　PS1　PS2　PS3　PS4　不明 |
|---|---|
| 21. 同時重複癌の有無 | 0. なし　1. 他の頭頸部癌　2. 食道癌<br>3. 他の頭頸部癌＋食道癌　4. 他の頭頸部癌＋その他<br>5. 食道癌＋その他　8. その他　9. 不明 |

## 病理

| 22. 病理組織診断 | ICD-O コード（病理組織用の5桁のコード）を記載<br>（別表2を参照） |
|---|---|

## 治療

| 23. 治療方針 | 0. 治療せず　1. 根治治療　2. 姑息治療<br>3. 対症療法のみ　8. その他　9. 不明 |
|---|---|
| 24. 治療開始年月日（西暦） | |
| 25. 初回治療方法<br>　　原発巣（T）に対して<br>　　①最初に行った治療 | 0. なし　A. 手術　B. 放治　C. 化療　D. 手術＋放治同時<br>E. 手術＋化療同時　F. 放治＋化療同時（交替療法含む）<br>G. 手術＋放治＋化療同時　H. 非特異的免疫療法<br>I. その他 |
| 25. 初回治療方法<br>　　原発巣（T）に対して<br>　　②2番目に行った治療 | 0. なし　A. 手術　B. 放治　C. 化療　D. 手術＋放治同時<br>E. 手術＋化療同時　F. 放治＋化療同時（交替療法含む）<br>G. 手術＋放治＋化療同時　H. 非特異的免疫療法<br>I. その他 |
| 25. 初回治療方法<br>　　原発巣（T）に対して<br>　　③3番目に行った治療 | 0. なし　A. 手術　B. 放治　C. 化療　D. 手術＋放治同時<br>E. 手術＋化療同時　F. 放治＋化療同時（交替療法含む）<br>G. 手術＋放治＋化療同時　H. 非特異的免疫療法<br>I. その他 |
| 26. 初回治療方法<br>　　頸部リンパ節（N）に対<br>　　して<br>　　①最初に行った治療 | 0. なし　A. 手術　B. 放治　C. 化療　D. 手術＋放治同時<br>E. 手術＋化療同時　F. 放治＋化療同時（交替療法含む）<br>G. 手術＋放治＋化療同時　H. 非特異的免疫療法<br>I. その他 |
| 26. 初回治療方法<br>　　頸部リンパ節（N）に対<br>　　して<br>　　②2番目に行った治療 | 0. なし　A. 手術　B. 放治　C. 化療　D. 手術＋放治同時<br>E. 手術＋化療同時　F. 放治＋化療同時（交替療法含む）<br>G. 手術＋放治＋化療同時　H. 非特異的免疫療法<br>I. その他 |
| 26. 初回治療方法<br>　　頸部リンパ節（N）に対<br>　　して<br>　　③3番目に行った治療 | 0. なし　A. 手術　B. 放治　C. 化療　D. 手術＋放治同時<br>E. 手術＋化療同時　F. 放治＋化療同時（交替療法含む）<br>G. 手術＋放治＋化療同時　H. 非特異的免疫療法<br>I. その他 |
| 27. 原発巣手術 | 別表3から一つ選択 |
| 28. 原発巣・外切開の有無 | 0. なし　1. あり |
| 29. 顔面神経切除 | 0. 温存　1. 一部切除　2. 全切除　9. 不明 |
| 30. 頸部郭清　患側 | 0. なし　1. 全頸部郭清　2. 部分的（選択的）頸部郭清<br>3. リン剔　8. その他　9. 不明 |

| | | |
|---|---|---|
| 31. 頸部郭清　健側 | 0. なし　1. 全頸部郭清　2. 部分的（選択的）頸部郭清<br>3. リン剔　8. その他　9. 不明 | |
| 32. 再建術式　主たる術式 | 別表4から一つ選択 | |
| 33. 放射線治療　方針 | 0. 放治なし　1. 根治照射　2. 姑息照射　3. 術前照射<br>4. 術後照射　5. 術前＋術後照射　8. その他　9. 不明 | |
| 34. 放射線治療　線質 | 0. なし　1. X線（and/or 電子線）　2. 粒子線　3. 小線源<br>4. X線＋粒子線　5. X線＋小線源　6. 粒子線＋小線源<br>7. X線＋粒子線＋小線源　8. その他　9. 不明 | |
| 35. X線治療の方法 | 1. 3D-RT　2. IMRT　3. SRT　8. その他　9. 不明 | |
| 36. 化学療法 | 0. なし　1. 静注　2. 動注　3. 経口　4. 静注＋動注<br>5. 静注＋経口　6. 動注＋経口　7. 静注＋動注＋経口<br>8. その他　9. 不明 | |

## 術後病理

| | |
|---|---|
| 37. pT 分類（病理学的） | pT0　pTis　pT1　pT1a　pT1b　pT2　pT2a　pT2b<br>pT3　pT4　pT4a　pT4b　pTX　定義なし |
| 38. pN 分類（病理学的） | pN0　pN1　pN2　pN2a　pN2b　pN2c<br>pN3　pN3a　pN3b　pNX　定義なし |
| 39. **pStage 分類（病理学的）** | 自動計算（入力不可）<br>0期　Ⅰ期　Ⅱ期　ⅡA期　ⅡB期　Ⅲ期<br>ⅣA期　ⅣB期　ⅣC期　不明 |

## 登録完成度

| | |
|---|---|
| 40. **登録状況** | □仮登録<br>※赤文字の項目は必須ですが，他項目が空値でも作業が進められます<br>□登録完了<br>※症例登録フォームで全項目に入力が必要です<br>　また，完了を選択した場合，今後の修正が行えなくなり正規データとして扱われます |

## 予後情報

| | |
|---|---|
| 41. **初回再発部位** | 0. なし　1. 原発部位（P）　2. 頸部リンパ節（N）<br>3. 遠隔部位（M）　4. P＋N　5. P＋M　6. N＋M　7. P＋N＋M<br>8. 判定不能（初発病変制御できず）　9. 不明 |
| 42. **上記を確認した年月日（西暦）** | |
| 43. **再発に関する観察期間** | （　　）ヶ月，基準日：治療開始日<br>自動計算（入力不可） |

| | | |
|---|---|---|
| 44. | 予後・死因 | 0. 生存　1. 原病死（治療合併症死を含む）<br>2. 他癌死（今回登録した癌が完全に消失した場合に限る）<br>3. 他因死（他病死・事故死・自殺など）<br>4. 死因不明の死亡　9. 不明・追跡不能<br>（死亡時に今回登録した癌が少しでも残っている場合には，直接死因が何であっても，必ず1. 原病死となります。） |
| 45. | 異時重複癌の部位<br>（複数選択可） | 0. なし　1. 他の頭頸部　2. 食道　3. 肺　4. 胃　5. 肝　6. 大腸<br>8. その他　9. 不明 |
| 46. | 異時重複癌に関する記載 | （フリーコメント） |
| 47. | 最終確認年月日（西暦） | 生存例では，最終生存日<br>死亡例では，死亡日<br>不明・追跡不能例では，最終生存日 |
| 48. | 予後に関する観察期間 | （　　）ヶ月，基準日：治療開始日<br>自動計算（入力不可） |

## 別表 1. 原発部位 ICD-O コード

原発部位が下記に記されていない場合，その症例は登録の対象になりません。

| 大分類 | 中分類 | 小分類 | ICD-O コード |
|---|---|---|---|
| 口腔 | 口唇 | 上口唇（赤唇部） | C00.0 |
| | | 下口唇（赤唇部） | C00.1 |
| | | 口唇連合部 | C00.6 |
| | | 口唇，NOS | C00.9 |
| | 舌 | 舌可動部（前 2/3） | C02.3 |
| | | 舌背 | C02.0 |
| | | 舌縁 | C02.1 |
| | | 舌尖 | C02.1 |
| | | 舌下面（舌腹） | C02.2 |
| | | 舌，NOS | C02.9 |
| | 口腔底 | 口腔底前部 | C04.0 |
| | | 口腔底側部 | C04.1 |
| | | 口腔底，NOS | C04.9 |
| | 上歯肉 | 上歯肉 | C03.0 |
| | 下歯肉 | 下歯肉 | C03.1 |
| | 頬粘膜 | 上口唇粘膜面 | C00.3 |
| | | 下口唇粘膜面 | C00.4 |
| | | 上頬歯肉溝 | C06.1 |
| | | 下頬歯肉溝 | C06.1 |
| | | 臼後部 | C06.2 |
| | | 頬粘膜，NOS | C06.0 |
| | 硬口蓋 | 硬口蓋 | C05.0 |
| | 口腔，NOS | 口腔，NOS | C06.9 |
| 鼻副鼻腔 | 固有鼻腔 | 後鼻孔 | C11.3 |
| | | 鼻中隔後端 | C11.3 |
| | | 固有鼻腔，NOS | C30.0 |
| | 上顎洞 | 上顎洞 | C31.0 |
| | 篩骨洞 | 篩骨洞 | C31.1 |
| | 前頭洞 | 前頭洞 | C31.2 |
| | 蝶形洞 | 蝶形洞 | C31.3 |
| | 鼻副鼻腔，NOS | 鼻副鼻腔，NOS | C31.9 |

NOS：not otherwise specified，詳細不明。

（つづく）

（別表1つづき）

| | | | |
|---|---|---|---|
| 上咽頭 | | 上咽頭上壁（天蓋） | C11.0 |
| | | 上咽頭後壁 | C11.1 |
| | | 上咽頭側壁 | C11.2 |
| | | 軟口蓋上面 | C11.3 |
| | | 上咽頭，NOS | C11.9 |
| 中咽頭 | 舌根 | 舌根 | C01.9 |
| | 喉頭蓋谷 | 喉頭蓋谷 | C10.0 |
| | 中咽頭側壁 | 口蓋扁桃 | C09.9 |
| | | 扁桃窩 | C09.0 |
| | | 口蓋弓 | C09.1 |
| | | 舌扁桃溝 | C09.1 |
| | | 中咽頭側壁，NOS | C10.2 |
| | 中咽頭後壁 | 中咽頭後壁 | C10.3 |
| | 軟口蓋下面 | 軟口蓋下面 | C05.1 |
| | 口蓋垂 | 口蓋垂 | C05.2 |
| | 中咽頭，NOS | 中咽頭，NOS | C10.9 |
| 下咽頭 | 梨状陥凹 | 披蓋ヒダ下咽頭面 | C13.1 |
| | | 梨状陥凹，NOS | C12.9 |
| | 輪状後部 | 輪状後部 | C13.0 |
| | 下咽頭後壁 | 下咽頭後壁 | C13.2 |
| | 下咽頭，NOS | 下咽頭，NOS | C13.9 |
| 喉頭 | 声門上部 | 喉頭蓋舌面 | C10.1 |
| | | 声門上部，NOS | C32.1 |
| | 声門（声帯） | 声門（声帯） | C32.0 |
| | 声門下部 | 声門下部 | C32.2 |
| | 喉頭，NOS | 喉頭，NOS | C32.9 |
| 大唾液腺 | | 耳下腺 | C07.9 |
| | | 顎下腺 | C08.0 |
| | | 舌下腺 | C08.1 |
| | | 大唾液腺，NOS | C08.9 |

NOS：not otherwise specified，詳細不明。

## 別表 2. 病理組織診断 ICD-O コード（英語名アルファベット順）

| 英語名 | 和名 | ICD-O コード |
| --- | --- | --- |
| Acinar cell carcinoma | 腺房細胞癌 | 85503 |
| Adenocarcinoma, NOS | 腺癌 | 81403 |
| Adenoid cystic carcinoma | 腺様嚢胞癌 | 82003 |
| Adenosquamous carcinoma | 腺扁平上皮癌 | 85603 |
| Basal cell adenocarcinoma | 基底細胞腺癌 | 81473 |
| Basal cell carcinoma, NOS | 基底細胞癌 | 80903 |
| Basaloid squamous cell carcinoma | 基底細胞様扁平上皮癌 | 80833 |
| Blue nevus, malignant | 悪性青色母斑 | 87803 |
| Carcinoid tumor, NOS | カルチノイド腫瘍 | 82403 |
| Carcinoma ex pleomorphic adenoma | 多形腺腫由来癌 | 89413 |
| Carcinoma, NOS | 癌，詳細不明 | 80103 |
| Carcinoma, undifferentiated, NOS | 未分化癌 | 80203 |
| Carcinosarcoma, NOS | 癌肉腫 | 89803 |
| Chondrosarcoma, NOS | 軟骨肉腫 | 92203 |
| Clear cell carcinoma, NOS | 明細胞癌 | 83103 |
| Cystadenocarcinoma | 嚢胞腺癌 | 84403 |
| Epithelial-myoepithelial carcinoma | 上皮筋上皮癌 | 85623 |
| Ewing sarcoma | ユーイング肉腫 | 92603 |
| Fibrosarcoma, NOS | 線維肉腫 | 88103 |
| Hemangiosarcoma | 血管肉腫 | 91203 |
| Large cell carcinoma, NOS | 大細胞癌 | 80123 |
| Leiomyosarcoma, NOS | 平滑筋肉腫 | 88903 |
| Liposarcoma, NOS | 脂肪肉腫 | 88503 |
| Low-grade cribriform cystadenocarcinoma | 低悪性度篩状嚢胞腺癌 | 84403 |
| Lymphoepithelial carcinoma | リンパ上皮癌 | 80823 |
| Malignant lymphoma, NOS | 悪性リンパ腫 | 95903 |
| Malignant melanoma, NOS | 悪性黒色腫 | 87203 |
| Metastasizing pleomorphic adenoma | 転移性多形腺腫 | 89401 |
| Mixed tumor, malignant, NOS | 悪性混合腫瘍 | 89403 |
| Mucinous adenocarcinoma | 粘液腺癌 | 84803 |
| Mucoepidermoid carcinoma | 粘表皮癌 | 84303 |
| Myoepithelial carcinoma | 筋上皮癌 | 89823 |

（つづく）

(別表2つづき)

| | | |
|---|---|---|
| Neoplasm, malignant | 悪性腫瘍，詳細不明 | 80003 |
| Olfactory neuroblastoma | 嗅神経芽腫 | 95223 |
| Oncocytic carcinoma | オンコサイト癌 | 82903 |
| Osteosarcoma, NOS | 骨肉腫 | 91803 |
| Papillary squamous cell carcinoma | 扁平上皮癌，乳頭状 | 80523 |
| Plasmacytoma, NOS | 形質細胞腫 | 97313 |
| Polymorphous low grade adenocarcinoma | 多形低悪性度腺癌 | 85253 |
| Rhabdomyosarcoma, NOS | 横紋筋肉腫 | 89003 |
| Salivary duct carcinoma | 唾液腺導管癌 | 85003 |
| Sebaceous carcinoma | 脂腺癌 | 84103 |
| Sebaceous lymphadenocarcinoma | 脂腺リンパ腺癌 | 84103 |
| Sialoblastoma | 唾液腺芽腫 | 89741 |
| Small cell carcinoma, NOS | 小細胞癌 | 80413 |
| Solitary fibrous tumor, malignant | 孤立性線維性腫瘍，悪性 | 88153 |
| Spindle cell carcinoma, NOS | 紡錘形細胞癌 | 80323 |
| Squamous cell carcinoma in situ with questionable stromal invasion | 間質浸潤には疑義がある上皮内扁平上皮癌 | 80762 |
| Squamous cell carcinoma in situ, NOS | 上皮内扁平上皮癌 | 80702 |
| Squamous cell carcinoma, keratinizing, NOS | 扁平上皮癌，角化 | 80713 |
| Squamous cell carcinoma, large cell, nonkeratinizing, NOS | 扁平上皮癌，大細胞性，非角化 | 80723 |
| Squamous cell carcinoma, microinvasive | 扁平上皮癌，微小浸潤性 | 80763 |
| Squamous cell carcinoma, NOS | 扁平上皮癌 | 80703 |
| Squamous cell carcinoma, small cell, nonkeratinizing | 扁平上皮癌，小細胞性，非角化 | 80733 |
| Squamous cell carcinoma, spindle cell | 扁平上皮癌，紡錘形細胞 | 80743 |
| Transitional cell carcinoma, NOS | 移行上皮癌 | 81203 |
| Undifferentiated pleomorphic sarcoma | 未分化肉腫 | 88053 |
| Verrucous carcinoma, NOS | 疣状癌 | 80513 |

## 別表3. 原発巣手術記載用コード

| 部位 | | コード | 原発巣手術術式 |
|---|---|---|---|
| なし | | X0 | 原発巣手術なし |
| 口腔 | 舌 | A1 | 舌部切 |
| | | A2 | 舌可動部半切 |
| | | A3 | 舌可動部（亜）全摘 |
| | | A4 | 舌半切 |
| | | A5 | 舌亜全摘 |
| | | A6 | 舌全摘 |
| | | A9 | 舌切除，その他 |
| | 下顎骨 | B1 | 下顎辺縁切除 |
| | | B2 | 下顎区域切除 |
| | | B3 | 下顎半切 |
| | | B4 | 下顎亜全摘 |
| | | B9 | 下顎骨切除，その他 |
| | 口腔，その他 | C1 | 口唇切除 |
| | | C2 | 口腔底切除 |
| | | C3 | 下歯肉切除 |
| | | C4 | 頬粘膜切除 |
| | | C9 | 口腔切除，その他 |
| 上顎 | | D1 | 上顎部切 |
| | | D2 | 上顎全摘 |
| | | D3 | 上顎拡大全摘 |
| | | D4 | 頭蓋底郭清術 |
| | | D5 | 内視鏡下頭蓋底手術 |
| | | D9 | 上顎切除，その他 |
| 中咽頭 | | E1 | 舌根切除 |
| | | E2 | 舌根・喉頭蓋切除 |
| | | E3 | 側壁切除 |
| | | E4 | 軟口蓋半切＋片側側壁切除 |
| | | E5 | 軟口蓋半切＋片側側壁切除＋舌根半切 |
| | | E6 | 後壁切除 |
| | | E7 | 口蓋垂切除 |
| | | E8 | 軟口蓋切除 |

（つづく）

(別表3つづき)

| | | |
|---|---|---|
| | EA | 軟口蓋全摘＋両側側壁切除 |
| | E9 | 中咽頭切除, その他 |
| 下咽頭 | F1 | 内視鏡切除 |
| | F2 | 経口的切除 |
| | F3 | 喉頭温存・下咽頭部切 |
| | F4 | 喉頭摘出・下咽頭部切 |
| | F5 | 下咽頭・喉頭全摘 |
| | F6 | 下咽頭・喉頭・食道全摘 |
| | F7 | 下咽頭・頸部食道切除 |
| | F9 | 下咽頭切除, その他 |
| 喉頭 | G1 | 内視鏡切除 |
| | G2 | 経口的切除 |
| | G3 | 喉頭部切 |
| | G4 | 喉頭亜全摘 |
| | G5 | 喉頭全摘 |
| | G9 | 喉頭切除, その他 |
| 大唾液腺 | H1 | 耳下腺部切 |
| | H2 | 耳下腺浅葉切除 |
| | H3 | 耳下腺深葉切除 |
| | H4 | 耳下腺全摘 |
| | H5 | 耳下腺拡大全摘 |
| | H6 | 顎下腺切除 |
| | H7 | 舌下腺切除 |
| | H9 | 大唾液腺切除, その他 |
| 不明 | V9 | 不明 |
| その他 | X9 | その他 |

**別表 4. 再建術式記載用コード**

| コード | 再建術式 |
|---|---|
| 0 | なし |
| 1 | 植皮 |
| 2 | 局所皮弁 |
| 3 | 粘膜弁 |
| 4 | DP 皮弁（有茎） |
| 5 | 大胸筋皮弁（有茎） |
| 6 | 広背筋皮弁（有茎） |
| 7 | 胃管挙上（全胃挙上） |
| A | 有茎結腸 |
| B | 遊離空腸 |
| C | 遊離前腕皮弁 |
| D | 遊離腹直筋皮弁 |
| E | 遊離大腿皮弁 |
| F | 遊離肩甲骨皮弁 |
| G | 遊離腓骨皮弁 |
| H | 血管柄付き神経移植 |
| I | 神経移植（血管柄付き以外） |
| 8 | その他 |
| 9 | 不明 |

## 付4. 頭頸部悪性腫瘍全国登録

2011〜2015年初診例　29,790例＊　UICC分類（2009）による

初回治療法に関するデータ
　原発巣治療方法（T分類別）
　原発巣手術（T分類別）

原発部位
　1. 口腔
　　1）舌　2）舌以外の口腔
　2. 喉頭
　　1）声門上部　2）声門部　3）声門下部
　3. 下咽頭
　　1）梨状陥凹　2）後壁　3）輪状後部
　4. 中咽頭
　　1）側壁　2）上壁　3）前壁
　5. 上咽頭
　6. 鼻副鼻腔（上顎洞を除く）
　7. 上顎洞
　8. 大唾液腺

＊各年ごとの報告書から集計
＊肉腫を含む2011〜2015年初診例
＊3番目の治療の有無を問わず，T分類が登録された症例のみ

## 1. 口腔
### 1）舌（4,769 例）

#### 原発巣治療方法（T 分類別）

| | 治療なし | 手術のみ | 化療→手術 | 手術→CRT | 手術→放治 | CRTのみ | 放治のみ | その他 | 不明 | 計 |
|---|---|---|---|---|---|---|---|---|---|---|
| T0 | 1 ( 7.7%) | 12 ( 92.3%) | 0 ( 0.0%) | 0 ( 0.0%) | 0 ( 0.0%) | 0 ( 0.0%) | 0 ( 0.0%) | 0 ( 0.0%) | 0 ( 0.0%) | 13 (100.0%) |
| Tis | 0 ( 0.0%) | 107 ( 94.7%) | 0 ( 0.0%) | 0 ( 0.0%) | 0 ( 0.0%) | 0 ( 0.0%) | 0 ( 0.0%) | 2 ( 1.8%) | 4 ( 3.5%) | 113 (100.0%) |
| T1 | 4 ( 0.3%) | 1,462 ( 91.5%) | 8 ( 0.5%) | 15 ( 0.9%) | 7 ( 0.4%) | 3 ( 0.2%) | 25 ( 1.6%) | 44 ( 2.8%) | 29 ( 1.8%) | 1,597 (100.0%) |
| T2 | 17 ( 0.9%) | 1,322 ( 73.6%) | 99 ( 5.5%) | 63 ( 3.5%) | 58 ( 3.2%) | 24 ( 1.3%) | 53 ( 3.0%) | 114 ( 6.4%) | 45 ( 2.5%) | 1,795 (100.0%) |
| T3 | 18 ( 4.0%) | 193 ( 42.7%) | 87 ( 19.2%) | 28 ( 6.2%) | 23 ( 5.1%) | 30 ( 6.6%) | 10 ( 2.2%) | 55 ( 12.2%) | 8 ( 1.8%) | 452 (100.0%) |
| T4 | 5 ( 8.9%) | 15 ( 26.8%) | 12 ( 21.4%) | 3 ( 5.4%) | 1 ( 1.8%) | 3 ( 5.4%) | 2 ( 3.6%) | 14 ( 25.0%) | 1 ( 1.8%) | 56 (100.0%) |
| T4a | 34 ( 4.8%) | 309 ( 43.4%) | 76 ( 10.7%) | 84 ( 11.8%) | 58 ( 8.1%) | 38 ( 5.3%) | 10 ( 1.4%) | 88 ( 12.4%) | 15 ( 2.1%) | 712 (100.0%) |
| T4b | 1 ( 7.7%) | 2 ( 15.4%) | 0 ( 0.0%) | 0 ( 0.0%) | 0 ( 0.0%) | 3 ( 23.1%) | 0 ( 0.0%) | 5 ( 38.5%) | 2 ( 15.4%) | 13 (100.0%) |
| TX | 1 ( 5.6%) | 12 ( 66.7%) | 0 ( 0.0%) | 0 ( 0.0%) | 0 ( 0.0%) | 0 ( 0.0%) | 0 ( 0.0%) | 0 ( 0.0%) | 5 ( 27.8%) | 18 (100.0%) |
| 計 | 80 ( 1.7%) | 3,422 ( 71.8%) | 282 ( 5.9%) | 193 ( 4.0%) | 147 ( 3.1%) | 101 ( 2.1%) | 100 ( 2.1%) | 322 ( 6.8%) | 109 ( 2.3%) | 4,769 (100.0%) |

#### 原発巣手術（T 分類別）

| | 手術なし | 舌部切 | 舌亜全摘 | 舌半切 | 舌可動部半切 | 舌可動部(亜)全摘 | 舌全摘 | その他 | 不明 | 計 |
|---|---|---|---|---|---|---|---|---|---|---|
| T0 | 1 ( 7.7%) | 11 ( 84.6%) | 0 ( 0.0%) | 0 ( 0.0%) | 0 ( 0.0%) | 0 ( 0.0%) | 0 ( 0.0%) | 1 ( 7.7%) | 0 ( 0.0%) | 13 (100.0%) |
| Tis | 0 ( 0.0%) | 106 ( 93.8%) | 0 ( 0.0%) | 0 ( 0.0%) | 0 ( 0.0%) | 0 ( 0.0%) | 0 ( 0.0%) | 2 ( 1.8%) | 5 ( 4.4%) | 113 (100.0%) |
| T1 | 35 ( 2.2%) | 1,485 ( 93.0%) | 3 ( 0.2%) | 8 ( 0.5%) | 3 ( 0.2%) | 0 ( 0.0%) | 1 ( 0.1%) | 18 ( 1.1%) | 44 ( 2.8%) | 1,597 (100.0%) |
| T2 | 114 ( 6.4%) | 1,175 ( 65.5%) | 82 ( 4.6%) | 141 ( 7.9%) | 185 ( 10.3%) | 21 ( 1.2%) | 3 ( 0.2%) | 18 ( 1.0%) | 56 ( 3.1%) | 1,795 (100.0%) |
| T3 | 74 ( 16.4%) | 73 ( 16.2%) | 104 ( 23.0%) | 70 ( 15.5%) | 71 ( 15.7%) | 40 ( 8.8%) | 6 ( 1.3%) | 4 ( 0.9%) | 10 ( 2.2%) | 452 (100.0%) |
| T4 | 16 ( 28.6%) | 0 ( 0.0%) | 19 ( 33.9%) | 4 ( 7.1%) | 4 ( 7.1%) | 5 ( 8.9%) | 6 ( 10.7%) | 1 ( 1.8%) | 1 ( 1.8%) | 56 (100.0%) |
| T4a | 131 ( 18.4%) | 45 ( 6.3%) | 312 ( 43.8%) | 71 ( 10.0%) | 20 ( 2.8%) | 41 ( 5.8%) | 69 ( 9.7%) | 5 ( 0.7%) | 18 ( 2.5%) | 712 (100.0%) |
| T4b | 8 ( 61.5%) | 1 ( 7.7%) | 0 ( 0.0%) | 0 ( 0.0%) | 1 ( 7.7%) | 0 ( 0.0%) | 1 ( 7.7%) | 0 ( 0.0%) | 2 ( 15.4%) | 13 (100.0%) |
| TX | 0 ( 0.0%) | 11 ( 61.1%) | 0 ( 0.0%) | 0 ( 0.0%) | 0 ( 0.0%) | 0 ( 0.0%) | 0 ( 0.0%) | 2 ( 11.1%) | 5 ( 27.8%) | 18 (100.0%) |
| 計 | 378 ( 7.9%) | 2,907 ( 61.0%) | 520 ( 10.9%) | 294 ( 6.2%) | 284 ( 6.0%) | 107 ( 2.2%) | 86 ( 1.8%) | 50 ( 1.0%) | 141 ( 3.0%) | 4,769 (100.0%) |

## 2）舌以外の口腔（3,798 例）

### 原発巣治療方法（T 分類別）

| | 治療なし | 手術のみ | 化療→手術 | 手術→放治 | CRTのみ | 手術→CRT | 放治のみ | その他 | 不明 | 計 |
|---|---|---|---|---|---|---|---|---|---|---|
| T0 | 0 (0.0%) | 2 (100.0%) | 0 (0.0%) | 0 (0.0%) | 0 (0.0%) | 0 (0.0%) | 0 (0.0%) | 0 (0.0%) | 0 (0.0%) | 2 (100.0%) |
| Tis | 1 (2.5%) | 35 (87.5%) | 0 (0.0%) | 0 (0.0%) | 0 (0.0%) | 0 (0.0%) | 0 (0.0%) | 2 (5.0%) | 2 (5.0%) | 40 (100.0%) |
| T1 | 6 (0.9%) | 591 (84.4%) | 13 (1.9%) | 6 (0.9%) | 9 (1.3%) | 10 (1.4%) | 16 (2.3%) | 25 (3.6%) | 24 (3.4%) | 700 (100.0%) |
| T2 | 15 (1.3%) | 783 (65.4%) | 90 (7.5%) | 58 (4.8%) | 40 (3.3%) | 39 (3.3%) | 31 (2.6%) | 102 (8.5%) | 39 (3.3%) | 1,197 (100.0%) |
| T3 | 10 (3.0%) | 174 (51.5%) | 32 (9.5%) | 14 (4.1%) | 25 (7.4%) | 11 (3.3%) | 16 (4.7%) | 42 (12.4%) | 14 (4.1%) | 338 (100.0%) |
| T4 | 9 (7.1%) | 35 (27.8%) | 16 (12.7%) | 5 (4.0%) | 10 (7.9%) | 5 (4.0%) | 8 (6.3%) | 31 (24.6%) | 7 (5.6%) | 126 (100.0%) |
| T4a | 45 (3.7%) | 531 (43.5%) | 120 (9.8%) | 97 (7.9%) | 76 (6.2%) | 90 (7.4%) | 61 (5.0%) | 176 (14.4%) | 25 (2.0%) | 1,221 (100.0%) |
| T4b | 9 (5.8%) | 27 (17.5%) | 17 (11.0%) | 10 (6.5%) | 21 (13.6%) | 12 (7.8%) | 18 (11.7%) | 34 (22.1%) | 6 (3.9%) | 154 (100.0%) |
| TX | 2 (10.0%) | 8 (40.0%) | 0 (0.0%) | 0 (0.0%) | 2 (10.0%) | 0 (0.0%) | 2 (10.0%) | 2 (10.0%) | 4 (20.0%) | 20 (100.0%) |
| 計 | 97 (2.6%) | 2,186 (57.6%) | 288 (7.6%) | 190 (5.0%) | 183 (4.8%) | 167 (4.4%) | 152 (4.0%) | 414 (10.9%) | 121 (3.2%) | 3,798 (100.0%) |

### 原発巣手術（T 分類別）

| | 手術なし | 口腔底切除 | 下顎区域切除 | 上顎部切 | 頬粘膜切除 | 下顎辺縁切除 | 口腔切除, その他 | その他 | 不明 | 計 |
|---|---|---|---|---|---|---|---|---|---|---|
| T0 | 0 (0.0%) | 0 (0.0%) | 1 (50.0%) | 0 (0.0%) | 0 (0.0%) | 0 (0.0%) | 1 (50.0%) | 0 (0.0%) | 0 (0.0%) | 2 (100.0%) |
| Tis | 2 (5.0%) | 8 (20.0%) | 0 (0.0%) | 0 (0.0%) | 9 (22.5%) | 3 (7.5%) | 8 (20.0%) | 8 (20.0%) | 2 (5.0%) | 40 (100.0%) |
| T1 | 39 (5.6%) | 203 (29.0%) | 8 (1.1%) | 79 (11.3%) | 110 (15.7%) | 83 (11.9%) | 72 (10.3%) | 76 (10.9%) | 30 (4.3%) | 700 (100.0%) |
| T2 | 113 (9.4%) | 228 (19.0%) | 60 (5.0%) | 174 (14.5%) | 196 (16.4%) | 196 (16.4%) | 91 (7.6%) | 88 (7.4%) | 51 (4.3%) | 1,197 (100.0%) |
| T3 | 64 (18.9%) | 32 (9.5%) | 24 (7.1%) | 36 (10.7%) | 61 (18.0%) | 44 (13.0%) | 21 (6.2%) | 38 (11.2%) | 18 (5.3%) | 338 (100.0%) |
| T4 | 39 (31.0%) | 8 (6.3%) | 43 (34.1%) | 6 (4.8%) | 7 (5.6%) | 3 (2.4%) | 5 (4.0%) | 8 (6.3%) | 7 (5.6%) | 126 (100.0%) |
| T4a | 254 (20.8%) | 90 (7.4%) | 354 (29.0%) | 187 (15.3%) | 35 (2.9%) | 56 (4.6%) | 42 (3.4%) | 174 (14.3%) | 29 (2.4%) | 1,221 (100.0%) |
| T4b | 74 (48.1%) | 2 (1.3%) | 21 (13.6%) | 10 (6.5%) | 8 (5.2%) | 2 (1.3%) | 5 (3.2%) | 25 (16.2%) | 7 (4.5%) | 154 (100.0%) |
| TX | 6 (30.0%) | 1 (5.0%) | 0 (0.0%) | 1 (5.0%) | 2 (10.0%) | 0 (0.0%) | 1 (5.0%) | 5 (25.0%) | 4 (20.0%) | 20 (100.0%) |
| 計 | 591 (15.6%) | 572 (15.1%) | 511 (13.5%) | 493 (13.0%) | 428 (11.3%) | 387 (10.2%) | 246 (6.5%) | 422 (11.1%) | 148 (3.9%) | 3,798 (100.0%) |

## 2. 喉頭
### 1）声門上部（1,705 例）

#### 原発巣治療方法（T 分類別）

| | 治療なし | CRTのみ | 手術のみ | 化療→CRT | 放治のみ | 手術→CRT | 手術→放治 | その他 | 不明 | 計 |
|---|---|---|---|---|---|---|---|---|---|---|
| T0 | 0 ( 0.0%) | 0 ( 0.0%) | 0 ( 0.0%) | 0 ( 0.0%) | 0 ( 0.0%) | 0 ( 0.0%) | 0 ( 0.0%) | 0 ( 0.0%) | 2 (100.0%) | 2 (100.0%) |
| Tis | 0 ( 0.0%) | 1 ( 4.3%) | 20 ( 87.0%) | 0 ( 0.0%) | 0 ( 0.0%) | 0 ( 0.0%) | 0 ( 0.0%) | 1 ( 4.3%) | 1 ( 4.3%) | 23 (100.0%) |
| T1 | 2 ( 0.9%) | 42 ( 18.7%) | 66 ( 29.3%) | 5 ( 2.2%) | 86 ( 38.2%) | 2 ( 0.9%) | 8 ( 3.6%) | 6 ( 2.7%) | 8 ( 3.6%) | 225 (100.0%) |
| T2 | 12 ( 2.2%) | 203 ( 37.4%) | 80 ( 14.7%) | 36 ( 6.6%) | 119 ( 21.9%) | 9 ( 1.7%) | 13 ( 2.4%) | 59 ( 10.9%) | 12 ( 2.2%) | 543 (100.0%) |
| T3 | 11 ( 1.7%) | 174 ( 27.7%) | 207 ( 32.9%) | 49 ( 7.8%) | 41 ( 6.5%) | 23 ( 3.7%) | 31 ( 4.9%) | 72 ( 11.4%) | 21 ( 3.3%) | 629 (100.0%) |
| T4 | 3 ( 18.8%) | 2 ( 12.5%) | 3 ( 18.8%) | 0 ( 0.0%) | 1 ( 6.3%) | 1 ( 6.3%) | 1 ( 6.3%) | 4 ( 25.0%) | 1 ( 6.3%) | 16 (100.0%) |
| T4a | 11 ( 4.2%) | 32 ( 12.2%) | 90 ( 34.4%) | 11 ( 4.2%) | 23 ( 8.8%) | 23 ( 8.8%) | 24 ( 9.2%) | 39 ( 14.9%) | 9 ( 3.4%) | 262 (100.0%) |
| T4b | 0 ( 0.0%) | 0 ( 0.0%) | 1 ( 20.0%) | 1 ( 20.0%) | 0 ( 0.0%) | 0 ( 0.0%) | 0 ( 0.0%) | 3 ( 60.0%) | 0 ( 0.0%) | 5 (100.0%) |
| TX | 0 | 0 | 0 | 0 | 0 | 0 | 0 | 0 | 0 | 0 |
| 計 | 39 ( 2.3%) | 454 ( 26.6%) | 467 ( 27.4%) | 102 ( 6.0%) | 270 ( 15.8%) | 58 ( 3.4%) | 77 ( 4.5%) | 184 ( 10.8%) | 54 ( 3.2%) | 1,705 (100.0%) |

#### 原発巣手術（T 分類別）

| | 手術なし | 喉頭全摘 | 経口的切除 | 内視鏡切除 | 喉頭部切 | 下咽頭・喉頭全摘 | 下咽頭・喉頭・食道全摘 | その他 | 不明 | 計 |
|---|---|---|---|---|---|---|---|---|---|---|
| T0 | 0 ( 0.0%) | 0 ( 0.0%) | 0 ( 0.0%) | 0 ( 0.0%) | 0 ( 0.0%) | 0 ( 0.0%) | 0 ( 0.0%) | 0 ( 0.0%) | 2 (100.0%) | 2 (100.0%) |
| Tis | 2 ( 8.7%) | 1 ( 4.3%) | 10 ( 43.5%) | 9 ( 39.1%) | 0 ( 0.0%) | 0 ( 0.0%) | 0 ( 0.0%) | 0 ( 0.0%) | 1 ( 4.3%) | 23 (100.0%) |
| T1 | 139 ( 61.8%) | 3 ( 1.3%) | 46 ( 20.4%) | 16 ( 7.1%) | 9 ( 4.0%) | 0 ( 0.0%) | 1 ( 0.4%) | 3 ( 1.3%) | 8 ( 3.6%) | 225 (100.0%) |
| T2 | 405 ( 74.6%) | 63 ( 11.6%) | 28 ( 5.2%) | 10 ( 1.8%) | 12 ( 2.2%) | 4 ( 0.7%) | 3 ( 0.6%) | 4 ( 0.7%) | 14 ( 2.6%) | 543 (100.0%) |
| T3 | 300 ( 47.7%) | 256 ( 40.7%) | 6 ( 1.0%) | 0 ( 0.0%) | 10 ( 1.6%) | 14 ( 2.2%) | 5 ( 0.8%) | 19 ( 3.0%) | 19 ( 3.0%) | 629 (100.0%) |
| T4 | 9 ( 56.3%) | 7 ( 43.8%) | 0 ( 0.0%) | 0 ( 0.0%) | 0 ( 0.0%) | 0 ( 0.0%) | 0 ( 0.0%) | 0 ( 0.0%) | 0 ( 0.0%) | 16 (100.0%) |
| T4a | 89 ( 34.0%) | 138 ( 52.7%) | 1 ( 0.4%) | 0 ( 0.0%) | 0 ( 0.0%) | 9 ( 3.4%) | 0 ( 0.0%) | 16 ( 6.1%) | 9 ( 3.4%) | 262 (100.0%) |
| T4b | 3 ( 60.0%) | 1 ( 20.0%) | 0 ( 0.0%) | 0 ( 0.0%) | 0 ( 0.0%) | 1 ( 20.0%) | 0 ( 0.0%) | 0 ( 0.0%) | 0 ( 0.0%) | 5 (100.0%) |
| TX | 0 | 0 | 0 | 0 | 0 | 0 | 0 | 0 | 0 | 0 |
| 計 | 947 ( 55.5%) | 469 ( 27.5%) | 91 ( 5.3%) | 35 ( 2.1%) | 31 ( 1.8%) | 28 ( 1.6%) | 9 ( 0.5%) | 42 ( 2.5%) | 53 ( 3.1%) | 1,705 (100.0%) |

## 2）声門部（4,473 例）

### 原発巣治療方法（T 分類別）

| | 治療なし | CRT のみ | 手術のみ | 化療→CRT | 放治のみ | 手術→CRT | 手術→放治 | その他 | 不明 | 計 |
|---|---|---|---|---|---|---|---|---|---|---|
| T0 | 1 ( 25.0%) | 0 ( 0.0%) | 3 ( 75.0%) | 0 ( 0.0%) | 0 ( 0.0%) | 0 ( 0.0%) | 0 ( 0.0%) | 0 ( 0.0%) | 0 ( 0.0%) | 4 (100.0%) |
| Tis | 3 ( 2.1%) | 1 ( 0.7%) | 80 ( 55.6%) | 0 ( 0.0%) | 46 ( 31.9%) | 0 ( 0.0%) | 4 ( 2.8%) | 2 ( 1.4%) | 8 ( 5.6%) | 144 (100.0%) |
| T1 | 2 ( 1.4%) | 13 ( 9.0%) | 58 ( 40.3%) | 3 ( 2.1%) | 55 ( 38.2%) | 0 ( 0.0%) | 4 ( 2.8%) | 3 ( 2.1%) | 6 ( 4.2%) | 144 (100.0%) |
| T1a | 10 ( 0.7%) | 42 ( 2.8%) | 327 ( 21.9%) | 1 ( 0.1%) | 1,016 ( 68.1%) | 5 ( 0.3%) | 39 ( 2.6%) | 14 ( 0.9%) | 39 ( 2.6%) | 1,493 (100.0%) |
| T1b | 3 ( 0.6%) | 51 ( 10.7%) | 47 ( 9.8%) | 0 ( 0.0%) | 334 ( 69.9%) | 3 ( 0.6%) | 12 ( 2.5%) | 7 ( 1.5%) | 21 ( 4.4%) | 478 (100.0%) |
| T2 | 8 ( 0.7%) | 504 ( 45.0%) | 92 ( 8.2%) | 4 ( 0.4%) | 400 ( 35.7%) | 14 ( 1.3%) | 15 ( 1.3%) | 51 ( 4.6%) | 32 ( 2.9%) | 1,120 (100.0%) |
| T3 | 17 ( 2.3%) | 246 ( 33.2%) | 268 ( 36.2%) | 15 ( 2.0%) | 82 ( 11.1%) | 13 ( 1.8%) | 17 ( 2.3%) | 60 ( 8.1%) | 23 ( 3.1%) | 741 (100.0%) |
| T4 | 0 ( 0.0%) | 2 ( 6.7%) | 14 ( 46.7%) | 0 ( 0.0%) | 0 ( 0.0%) | 3 ( 10.0%) | 1 ( 3.3%) | 6 ( 20.0%) | 4 ( 13.3%) | 30 (100.0%) |
| T4a | 6 ( 2.1%) | 19 ( 6.5%) | 165 ( 56.5%) | 5 ( 1.7%) | 7 ( 2.4%) | 21 ( 7.2%) | 25 ( 8.6%) | 34 ( 11.6%) | 10 ( 3.4%) | 292 (100.0%) |
| T4b | 1 ( 50.0%) | 0 ( 0.0%) | 0 ( 0.0%) | 0 ( 0.0%) | 0 ( 0.0%) | 0 ( 0.0%) | 0 ( 0.0%) | 1 ( 50.0%) | 0 ( 0.0%) | 2 (100.0%) |
| TX | 0 ( 0.0%) | 1 ( 4.0%) | 16 ( 64.0%) | 0 ( 0.0%) | 3 ( 12.0%) | 0 ( 0.0%) | 3 ( 12.0%) | 1 ( 4.0%) | 1 ( 4.0%) | 25 (100.0%) |
| 計 | 50 ( 1.1%) | 879 ( 19.7%) | 1,070 ( 23.9%) | 28 ( 0.6%) | 1,943 ( 43.4%) | 59 ( 1.3%) | 120 ( 2.7%) | 179 ( 4.0%) | 144 ( 3.2%) | 4,473 (100.0%) |

### 原発巣手術（T 分類別）

| | 手術なし | 喉頭全摘 | 経口的切除 | 内視鏡切除 | 喉頭部切 | 喉頭亜全摘 | 喉頭切除,その他 | その他 | 不明 | 計 |
|---|---|---|---|---|---|---|---|---|---|---|
| T0 | 1 ( 25.0%) | 0 ( 0.0%) | 2 ( 50.0%) | 1 ( 25.0%) | 0 ( 0.0%) | 0 ( 0.0%) | 0 ( 0.0%) | 0 ( 0.0%) | 0 ( 0.0%) | 4 (100.0%) |
| Tis | 50 ( 34.7%) | 0 ( 0.0%) | 62 ( 43.1%) | 20 ( 13.9%) | 0 ( 0.0%) | 0 ( 0.0%) | 1 ( 0.7%) | 2 ( 1.4%) | 9 ( 6.3%) | 144 (100.0%) |
| T1 | 73 ( 50.7%) | 2 ( 1.4%) | 36 ( 25.0%) | 18 ( 12.5%) | 3 ( 2.1%) | 0 ( 0.0%) | 2 ( 1.4%) | 4 ( 2.8%) | 6 ( 4.2%) | 144 (100.0%) |
| T1a | 1,074 ( 71.9%) | 2 ( 0.1%) | 293 ( 19.6%) | 59 ( 4.0%) | 15 ( 1.0%) | 0 ( 0.0%) | 8 ( 0.5%) | 3 ( 0.2%) | 39 ( 2.6%) | 1,493 (100.0%) |
| T1b | 394 ( 82.4%) | 1 ( 0.2%) | 43 ( 9.0%) | 12 ( 2.5%) | 3 ( 0.6%) | 2 ( 0.4%) | 0 ( 0.0%) | 2 ( 0.4%) | 21 ( 4.4%) | 478 (100.0%) |
| T2 | 934 ( 83.4%) | 41 ( 3.7%) | 56 ( 5.0%) | 14 ( 1.3%) | 17 ( 1.5%) | 19 ( 1.7%) | 4 ( 0.4%) | 3 ( 0.3%) | 32 ( 2.9%) | 1,120 (100.0%) |
| T3 | 378 ( 51.0%) | 290 ( 39.1%) | 10 ( 1.3%) | 1 ( 0.1%) | 14 ( 1.9%) | 19 ( 2.6%) | 3 ( 0.4%) | 5 ( 0.7%) | 21 ( 2.8%) | 741 (100.0%) |
| T4 | 3 ( 10.0%) | 19 ( 63.3%) | 0 ( 0.0%) | 0 ( 0.0%) | 0 ( 0.0%) | 1 ( 3.3%) | 0 ( 0.0%) | 3 ( 10.0%) | 4 ( 13.3%) | 30 (100.0%) |
| T4a | 41 ( 14.0%) | 224 ( 76.7%) | 1 ( 0.3%) | 0 ( 0.0%) | 1 ( 0.3%) | 3 ( 1.0%) | 2 ( 0.7%) | 11 ( 3.8%) | 9 ( 3.1%) | 292 (100.0%) |
| T4b | 2 (100.0%) | 0 ( 0.0%) | 0 ( 0.0%) | 0 ( 0.0%) | 0 ( 0.0%) | 0 ( 0.0%) | 0 ( 0.0%) | 0 ( 0.0%) | 0 ( 0.0%) | 2 (100.0%) |
| TX | 4 ( 16.0%) | 0 ( 0.0%) | 13 ( 52.0%) | 5 ( 20.0%) | 0 ( 0.0%) | 0 ( 0.0%) | 0 ( 0.0%) | 2 ( 8.0%) | 1 ( 4.0%) | 25 (100.0%) |
| 計 | 2,954 ( 66.0%) | 579 ( 12.9%) | 516 ( 11.5%) | 130 ( 2.9%) | 53 ( 1.2%) | 44 ( 1.0%) | 20 ( 0.4%) | 35 ( 0.8%) | 142 ( 3.2%) | 4,473 (100.0%) |

## 3) 声門下部（182例）

### 原発巣治療方法（T分類別）

| | 治療なし | CRTのみ | 手術のみ | 化療→手術 | 放治のみ | 手術→CRT | 手術→放治 | その他 | 不明 | 計 |
|---|---|---|---|---|---|---|---|---|---|---|
| T0 | 0 | 0 | 0 | 0 | 0 | 0 | 0 | 0 | 0 | 0 |
| Tis | 0 (0.0%) | 0 (0.0%) | 1 (100.0%) | 0 (0.0%) | 0 (0.0%) | 0 (0.0%) | 0 (0.0%) | 0 (0.0%) | 0 (0.0%) | 1 (100.0%) |
| T1 | 0 (0.0%) | 2 (11.1%) | 7 (38.9%) | 0 (0.0%) | 8 (44.4%) | 0 (0.0%) | 0 (0.0%) | 1 (5.6%) | 0 (0.0%) | 18 (100.0%) |
| T2 | 3 (5.0%) | 30 (50.0%) | 6 (10.0%) | 0 (0.0%) | 15 (25.0%) | 0 (0.0%) | 1 (1.7%) | 4 (6.7%) | 1 (1.7%) | 60 (100.0%) |
| T3 | 1 (2.9%) | 5 (14.3%) | 24 (68.6%) | 0 (0.0%) | 1 (2.9%) | 1 (2.9%) | 0 (0.0%) | 3 (8.6%) | 0 (0.0%) | 35 (100.0%) |
| T4 | 0 (0.0%) | 0 (0.0%) | 0 (0.0%) | 1 (100.0%) | 0 (0.0%) | 0 (0.0%) | 0 (0.0%) | 0 (0.0%) | 0 (0.0%) | 1 (100.0%) |
| T4a | 2 (3.0%) | 5 (7.6%) | 34 (51.5%) | 4 (6.1%) | 2 (3.0%) | 6 (9.1%) | 8 (12.1%) | 4 (6.1%) | 1 (1.5%) | 66 (100.0%) |
| T4b | 0 | 0 | 0 | 0 | 0 | 0 | 0 | 0 | 0 | 0 |
| TX | 0 (0.0%) | 0 (0.0%) | 0 (0.0%) | 0 (0.0%) | 0 (0.0%) | 0 (0.0%) | 0 (0.0%) | 0 (0.0%) | 1 (100.0%) | 1 (100.0%) |
| 計 | 6 (3.3%) | 42 (23.1%) | 72 (39.6%) | 5 (2.7%) | 26 (14.3%) | 7 (3.8%) | 9 (4.9%) | 12 (6.6%) | 3 (1.6%) | 182 (100.0%) |

### 原発巣手術（T分類別）

| | 手術なし | 喉頭全摘 | 経口的切除 | 喉頭部切 | 下咽頭・喉頭・食道全摘 | 内視鏡切除 | その他 | 不明 | 計 |
|---|---|---|---|---|---|---|---|---|---|
| T0 | 0 | 0 | 0 | 0 | 0 | 0 | 0 | 0 | 0 |
| Tis | 0 (0.0%) | 0 (0.0%) | 1 (100.0%) | 0 (0.0%) | 0 (0.0%) | 0 (0.0%) | 0 (0.0%) | 0 (0.0%) | 1 (100.0%) |
| T1 | 11 (61.1%) | 4 (22.2%) | 2 (11.1%) | 1 (5.6%) | 0 (0.0%) | 0 (0.0%) | 0 (0.0%) | 0 (0.0%) | 18 (100.0%) |
| T2 | 49 (81.7%) | 5 (8.3%) | 2 (3.3%) | 1 (1.7%) | 0 (0.0%) | 1 (1.7%) | 0 (0.0%) | 2 (3.3%) | 60 (100.0%) |
| T3 | 8 (22.9%) | 23 (65.7%) | 0 (0.0%) | 3 (8.6%) | 1 (2.9%) | 0 (0.0%) | 0 (0.0%) | 0 (0.0%) | 35 (100.0%) |
| T4 | 0 (0.0%) | 1 (100.0%) | 0 (0.0%) | 0 (0.0%) | 0 (0.0%) | 0 (0.0%) | 0 (0.0%) | 0 (0.0%) | 1 (100.0%) |
| T4a | 11 (16.7%) | 52 (78.8%) | 0 (0.0%) | 0 (0.0%) | 1 (1.5%) | 0 (0.0%) | 1 (1.5%) | 1 (1.5%) | 66 (100.0%) |
| T4b | 0 | 0 | 0 | 0 | 0 | 0 | 0 | 0 | 0 |
| TX | 0 (0.0%) | 0 (0.0%) | 0 (0.0%) | 0 (0.0%) | 0 (0.0%) | 0 (0.0%) | 0 (0.0%) | 1 (100.0%) | 1 (100.0%) |
| 計 | 79 (43.4%) | 85 (46.7%) | 5 (2.7%) | 5 (2.7%) | 2 (1.1%) | 1 (0.5%) | 1 (0.5%) | 4 (2.2%) | 182 (100.0%) |

## 3. 下咽頭
### 1）梨状陥凹（4,640 例）

#### 原発巣治療法（T 分類別）

| | 手術なし | CRT のみ | 手術のみ | 放治のみ | 化療→CRT | 手術→CRT | 手術→放治 | その他 | 不明 | 計 |
|---|---|---|---|---|---|---|---|---|---|---|
| T0 | 0<br>( 0.0%) | 0<br>( 0.0%) | 1<br>( 33.3%) | 0<br>( 0.0%) | 1<br>( 33.3%) | 0<br>( 0.0%) | 0<br>( 0.0%) | 1<br>( 33.3%) | 0<br>( 0.0%) | 3<br>(100.0%) |
| Tis | 1<br>( 0.5%) | 4<br>( 2.0%) | 174<br>( 86.6%) | 7<br>( 3.5%) | 0<br>( 0.0%) | 2<br>( 1.0%) | 2<br>( 1.0%) | 6<br>( 3.0%) | 5<br>( 2.5%) | 201<br>(100.0%) |
| T1 | 15<br>( 2.1%) | 130<br>( 18.1%) | 357<br>( 49.8%) | 106<br>( 14.8%) | 17<br>( 2.4%) | 15<br>( 2.1%) | 10<br>( 1.4%) | 48<br>( 6.7%) | 19<br>( 2.6%) | 717<br>(100.0%) |
| T2 | 19<br>( 1.2%) | 632<br>( 41.0%) | 257<br>( 16.7%) | 211<br>( 13.7%) | 134<br>( 8.7%) | 42<br>( 2.7%) | 34<br>( 2.2%) | 165<br>( 10.7%) | 46<br>( 3.0%) | 1,540<br>(100.0%) |
| T3 | 27<br>( 2.9%) | 243<br>( 26.2%) | 176<br>( 19.0%) | 51<br>( 5.5%) | 133<br>( 14.3%) | 38<br>( 4.1%) | 45<br>( 4.8%) | 186<br>( 20.0%) | 29<br>( 3.1%) | 928<br>(100.0%) |
| T4 | 6<br>( 8.3%) | 16<br>( 22.2%) | 7<br>( 9.7%) | 7<br>( 9.7%) | 8<br>( 11.1%) | 3<br>( 4.2%) | 4<br>( 5.6%) | 19<br>( 26.4%) | 2<br>( 2.8%) | 72<br>(100.0%) |
| T4a | 36<br>( 3.3%) | 171<br>( 15.7%) | 237<br>( 21.7%) | 44<br>( 4.0%) | 124<br>( 11.4%) | 118<br>( 10.8%) | 78<br>( 7.1%) | 251<br>( 23.0%) | 32<br>( 2.9%) | 1,091<br>(100.0%) |
| T4b | 9<br>( 11.1%) | 30<br>( 37.0%) | 3<br>( 3.7%) | 3<br>( 3.7%) | 9<br>( 11.1%) | 1<br>( 1.2%) | 2<br>( 2.5%) | 22<br>( 27.2%) | 2<br>( 2.5%) | 81<br>(100.0%) |
| TX | 2<br>( 28.6%) | 2<br>( 28.6%) | 1<br>( 14.3%) | 0<br>( 0.0%) | 0<br>( 0.0%) | 0<br>( 0.0%) | 1<br>( 14.3%) | 0<br>( 0.0%) | 1<br>( 14.3%) | 7<br>(100.0%) |
| 計 | 115<br>( 2.5%) | 1,228<br>( 26.5%) | 1,213<br>( 26.1%) | 429<br>( 9.2%) | 426<br>( 9.2%) | 219<br>( 4.7%) | 176<br>( 3.8%) | 697<br>( 15.0%) | 136<br>( 2.9%) | 4,640<br>(100.0%) |

#### 原発巣手術（T 分類別）

| | 手術なし | 下咽頭・喉頭全摘 | 内視鏡切除 | 下咽頭・喉頭食道全摘 | 経口的切除 | 喉頭温存・下咽頭部切 | 喉頭摘出・下咽頭部切 | 下咽頭・頸部食道切除 | その他 | 不明 | 計 |
|---|---|---|---|---|---|---|---|---|---|---|---|
| T0 | 2<br>( 66.7%) | 0<br>( 0.0%) | 1<br>( 33.3%) | 0<br>( 0.0%) | 0<br>( 0.0%) | 0<br>( 0.0%) | 0<br>( 0.0%) | 0<br>( 0.0%) | 0<br>( 0.0%) | 0<br>( 0.0%) | 3<br>(100.0%) |
| Tis | 16<br>( 8.0%) | 0<br>( 0.0%) | 119<br>( 59.2%) | 1<br>( 0.5%) | 57<br>( 28.4%) | 0<br>( 0.0%) | 0<br>( 0.0%) | 0<br>( 0.0%) | 2<br>( 1.0%) | 6<br>( 3.0%) | 201<br>(100.0%) |
| T1 | 292<br>( 40.7%) | 7<br>( 1.0%) | 234<br>( 32.6%) | 2<br>( 0.3%) | 128<br>( 17.9%) | 28<br>( 3.9%) | 3<br>( 0.4%) | 1<br>( 0.1%) | 2<br>( 0.3%) | 20<br>( 2.8%) | 717<br>(100.0%) |
| T2 | 1,072<br>( 69.6%) | 108<br>( 7.0%) | 49<br>( 3.2%) | 38<br>( 2.5%) | 97<br>( 6.3%) | 83<br>( 5.4%) | 17<br>( 1.1%) | 3<br>( 0.2%) | 23<br>( 1.5%) | 50<br>( 3.2%) | 1,540<br>(100.0%) |
| T3 | 519<br>( 55.9%) | 201<br>( 21.7%) | 4<br>( 0.4%) | 95<br>( 10.2%) | 18<br>( 1.9%) | 11<br>( 1.2%) | 22<br>( 2.4%) | 14<br>( 1.5%) | 12<br>( 1.3%) | 32<br>( 3.4%) | 928<br>(100.0%) |
| T4 | 42<br>( 58.3%) | 14<br>( 19.4%) | 0<br>( 0.0%) | 12<br>( 16.7%) | 0<br>( 0.0%) | 0<br>( 0.0%) | 0<br>( 0.0%) | 1<br>( 1.4%) | 2<br>( 2.8%) | 1<br>( 1.4%) | 72<br>(100.0%) |
| T4a | 457<br>( 41.9%) | 338<br>( 31.0%) | 0<br>( 0.0%) | 189<br>( 17.3%) | 4<br>( 0.4%) | 10<br>( 0.9%) | 26<br>( 2.4%) | 28<br>( 2.6%) | 5<br>( 0.5%) | 34<br>( 3.1%) | 1,091<br>(100.0%) |
| T4b | 67<br>( 82.7%) | 6<br>( 7.4%) | 0<br>( 0.0%) | 5<br>( 6.2%) | 1<br>( 1.2%) | 0<br>( 0.0%) | 0<br>( 0.0%) | 0<br>( 0.0%) | 0<br>( 0.0%) | 2<br>( 2.5%) | 81<br>(100.0%) |
| TX | 4<br>( 57.1%) | 0<br>( 0.0%) | 0<br>( 0.0%) | 0<br>( 0.0%) | 2<br>( 28.6%) | 0<br>( 0.0%) | 0<br>( 0.0%) | 0<br>( 0.0%) | 0<br>( 0.0%) | 1<br>( 14.3%) | 7<br>(100.0%) |
| 計 | 2,471<br>( 53.3%) | 674<br>( 14.5%) | 407<br>( 8.8%) | 342<br>( 7.4%) | 307<br>( 6.6%) | 132<br>( 2.8%) | 68<br>( 1.5%) | 47<br>( 1.0%) | 46<br>( 1.0%) | 146<br>( 3.1%) | 4,640<br>(100.0%) |

## 2）後壁（917例）

### 原発巣治療法（T 分類別）

| | 手術なし | 手術のみ | CRTのみ | 化療→CRT | 放治のみ | 手術→放治 | 化療のみ | その他 | 不明 | 計 |
|---|---|---|---|---|---|---|---|---|---|---|
| T0 | 0 ( 0.0%) | 1 (100.0%) | 0 ( 0.0%) | 0 ( 0.0%) | 0 ( 0.0%) | 0 ( 0.0%) | 0 ( 0.0%) | 0 ( 0.0%) | 0 ( 0.0%) | 1 (100.0%) |
| Tis | 2 ( 4.5%) | 40 (90.9%) | 0 ( 0.0%) | 0 ( 0.0%) | 1 ( 2.3%) | 0 ( 0.0%) | 0 ( 0.0%) | 0 ( 0.0%) | 1 ( 2.3%) | 44 (100.0%) |
| T1 | 2 ( 1.3%) | 99 (64.7%) | 21 (13.7%) | 7 ( 4.6%) | 10 ( 6.5%) | 5 ( 3.3%) | 1 ( 0.7%) | 4 ( 2.6%) | 4 ( 2.6%) | 153 (100.0%) |
| T2 | 5 ( 1.7%) | 76 (25.7%) | 102 (34.5%) | 23 ( 7.8%) | 21 ( 7.1%) | 7 ( 2.4%) | 6 ( 2.0%) | 46 (15.5%) | 10 ( 3.4%) | 296 (100.0%) |
| T3 | 3 ( 1.4%) | 39 (18.7%) | 55 (26.3%) | 28 (13.4%) | 11 ( 5.3%) | 9 ( 4.3%) | 7 ( 3.3%) | 51 (24.4%) | 6 ( 2.9%) | 209 (100.0%) |
| T4 | 0 ( 0.0%) | 1 ( 7.7%) | 4 (30.8%) | 1 ( 7.7%) | 1 ( 7.7%) | 0 ( 0.0%) | 1 ( 7.7%) | 5 (38.5%) | 0 ( 0.0%) | 13 (100.0%) |
| T4a | 9 ( 6.4%) | 23 (16.4%) | 28 (20.0%) | 16 (11.4%) | 8 ( 5.7%) | 14 (10.0%) | 5 ( 3.6%) | 33 (23.6%) | 4 ( 2.9%) | 140 (100.0%) |
| T4b | 1 ( 1.8%) | 1 ( 1.8%) | 17 (30.4%) | 13 (23.2%) | 2 ( 3.6%) | 1 ( 1.8%) | 5 ( 8.9%) | 11 (19.6%) | 5 ( 8.9%) | 56 (100.0%) |
| TX | 0 ( 0.0%) | 4 (80.0%) | 0 ( 0.0%) | 0 ( 0.0%) | 0 ( 0.0%) | 0 ( 0.0%) | 0 ( 0.0%) | 0 ( 0.0%) | 1 (20.0%) | 5 (100.0%) |
| 計 | 22 ( 2.4%) | 284 (31.0%) | 227 (24.8%) | 88 ( 9.6%) | 54 ( 5.9%) | 36 ( 3.9%) | 25 ( 2.7%) | 150 (16.4%) | 31 ( 3.4%) | 917 (100.0%) |

### 原発巣手術（T 分類別）

| | 手術なし | 下咽頭・喉頭全摘 | 経口的切除 | 内視鏡切除 | 下咽頭・喉頭・食道全摘 | 喉頭温存・下咽頭部切 | 下咽頭切除,その他 | 下咽頭・頸部食道切除 | その他 | 不明 | 計 |
|---|---|---|---|---|---|---|---|---|---|---|---|
| T0 | 0 ( 0.0%) | 0 ( 0.0%) | 0 ( 0.0%) | 0 ( 0.0%) | 0 ( 0.0%) | 0 ( 0.0%) | 0 ( 0.0%) | 0 ( 0.0%) | 1 (100.0%) | 0 ( 0.0%) | 1 (100.0%) |
| Tis | 3 ( 6.8%) | 0 ( 0.0%) | 20 (45.5%) | 17 (38.6%) | 0 ( 0.0%) | 0 ( 0.0%) | 3 ( 6.8%) | 0 ( 0.0%) | 0 ( 0.0%) | 1 ( 2.3%) | 44 (100.0%) |
| T1 | 43 (28.1%) | 2 ( 1.3%) | 41 (26.8%) | 52 (34.0%) | 2 ( 1.3%) | 3 ( 2.0%) | 3 ( 2.0%) | 0 ( 0.0%) | 4 ( 2.6%) | 3 ( 2.0%) | 153 (100.0%) |
| T2 | 173 (58.4%) | 24 ( 8.1%) | 31 (10.5%) | 17 ( 5.7%) | 15 ( 5.1%) | 16 ( 5.4%) | 4 ( 1.4%) | 2 ( 0.7%) | 2 ( 0.7%) | 12 ( 4.1%) | 296 (100.0%) |
| T3 | 110 (52.6%) | 50 (23.9%) | 9 ( 4.3%) | 2 ( 1.0%) | 20 ( 9.6%) | 7 ( 3.3%) | 0 ( 0.0%) | 3 ( 1.4%) | 3 ( 1.4%) | 5 ( 2.4%) | 209 (100.0%) |
| T4 | 9 (69.2%) | 3 (23.1%) | 0 ( 0.0%) | 0 ( 0.0%) | 1 ( 7.7%) | 0 ( 0.0%) | 0 ( 0.0%) | 0 ( 0.0%) | 0 ( 0.0%) | 0 ( 0.0%) | 13 (100.0%) |
| T4a | 72 (51.4%) | 40 (28.6%) | 1 ( 0.7%) | 0 ( 0.0%) | 14 (10.0%) | 1 ( 0.7%) | 2 ( 1.4%) | 5 ( 3.6%) | 2 ( 1.4%) | 3 ( 2.1%) | 140 (100.0%) |
| T4b | 47 (83.9%) | 2 ( 3.6%) | 0 ( 0.0%) | 0 ( 0.0%) | 2 ( 3.6%) | 0 ( 0.0%) | 0 ( 0.0%) | 0 ( 0.0%) | 0 ( 0.0%) | 5 ( 8.9%) | 56 (100.0%) |
| TX | 0 ( 0.0%) | 0 ( 0.0%) | 2 (40.0%) | 0 ( 0.0%) | 0 ( 0.0%) | 0 ( 0.0%) | 0 ( 0.0%) | 0 ( 0.0%) | 2 (40.0%) | 1 (20.0%) | 5 (100.0%) |
| 計 | 457 (49.8%) | 121 (13.2%) | 104 (11.3%) | 88 ( 9.6%) | 54 ( 5.9%) | 27 ( 2.9%) | 12 ( 1.3%) | 10 ( 1.1%) | 13 ( 1.4%) | 30 ( 3.3%) | 917 (100.0%) |

3) 輪状後部（566 例）

原発巣治療法（T 分類別）

| | 手術なし | 手術のみ | CRT のみ | 化療→CRT | 放治のみ | 手術→放治 | 手術→CRT | その他 | 不明 | 計 |
|---|---|---|---|---|---|---|---|---|---|---|
| T0 | 0<br>( 0.0%) | 1<br>(100.0%) | 0<br>( 0.0%) | 0<br>( 0.0%) | 0<br>( 0.0%) | 0<br>( 0.0%) | 0<br>( 0.0%) | 0<br>( 0.0%) | 0<br>( 0.0%) | 1<br>(100.0%) |
| Tis | 0<br>( 0.0%) | 17<br>( 94.4%) | 0<br>( 0.0%) | 0<br>( 0.0%) | 0<br>( 0.0%) | 0<br>( 0.0%) | 1<br>( 5.6%) | 0<br>( 0.0%) | 0<br>( 0.0%) | 18<br>(100.0%) |
| T1 | 0<br>( 0.0%) | 32<br>( 55.2%) | 6<br>( 10.3%) | 0<br>( 0.0%) | 9<br>( 15.5%) | 2<br>( 3.4%) | 3<br>( 5.2%) | 5<br>( 8.6%) | 1<br>( 1.7%) | 58<br>(100.0%) |
| T2 | 3<br>( 1.3%) | 43<br>( 18.2%) | 93<br>( 39.4%) | 29<br>( 12.3%) | 25<br>( 10.6%) | 9<br>( 3.8%) | 6<br>( 2.5%) | 23<br>( 9.7%) | 5<br>( 2.1%) | 236<br>(100.0%) |
| T3 | 5<br>( 3.4%) | 30<br>( 20.5%) | 33<br>( 22.6%) | 15<br>( 10.3%) | 7<br>( 4.8%) | 8<br>( 5.5%) | 6<br>( 4.1%) | 38<br>( 26.0%) | 4<br>( 2.7%) | 146<br>(100.0%) |
| T4 | 0<br>( 0.0%) | 3<br>( 42.9%) | 0<br>( 0.0%) | 1<br>( 14.3%) | 1<br>( 14.3%) | 1<br>( 14.3%) | 0<br>( 0.0%) | 1<br>( 14.3%) | 0<br>( 0.0%) | 7<br>(100.0%) |
| T4a | 4<br>( 4.5%) | 21<br>( 23.9%) | 10<br>( 11.4%) | 6<br>( 6.8%) | 4<br>( 4.5%) | 5<br>( 5.7%) | 8<br>( 9.1%) | 29<br>( 33.0%) | 1<br>( 1.1%) | 88<br>(100.0%) |
| T4b | 2<br>( 18.2%) | 0<br>( 0.0%) | 2<br>( 18.2%) | 2<br>( 18.2%) | 0<br>( 0.0%) | 0<br>( 0.0%) | 0<br>( 0.0%) | 5<br>( 45.5%) | 0<br>( 0.0%) | 11<br>(100.0%) |
| TX | 0<br>( 0.0%) | 0<br>( 0.0%) | 0<br>( 0.0%) | 0<br>( 0.0%) | 0<br>( 0.0%) | 1<br>(100.0%) | 0<br>( 0.0%) | 0<br>( 0.0%) | 0<br>( 0.0%) | 1<br>(100.0%) |
| 計 | 14<br>( 2.5%) | 147<br>( 26.0%) | 144<br>( 25.4%) | 53<br>( 9.4%) | 46<br>( 8.1%) | 26<br>( 4.6%) | 24<br>( 4.2%) | 101<br>( 17.8%) | 11<br>( 1.9%) | 566<br>(100.0%) |

原発巣手術（T 分類別）

| | 手術なし | 下咽頭・<br>喉頭全摘 | 下咽頭・喉頭・<br>食道全摘 | 経口的切除 | 内視鏡切除 | 喉頭摘出・<br>下咽頭部切 | 喉頭温存・<br>下咽頭部切 | 喉頭全摘 | その他 | 不明 | 計 |
|---|---|---|---|---|---|---|---|---|---|---|---|
| T0 | 0<br>( 0.0%) | 0<br>( 0.0%) | 0<br>( 0.0%) | 1<br>(100.0%) | 0<br>( 0.0%) | 0<br>( 0.0%) | 0<br>( 0.0%) | 0<br>( 0.0%) | 0<br>( 0.0%) | 0<br>( 0.0%) | 1<br>(100.0%) |
| Tis | 0<br>( 0.0%) | 0<br>( 0.0%) | 0<br>( 0.0%) | 7<br>( 38.9%) | 11<br>( 61.1%) | 0<br>( 0.0%) | 0<br>( 0.0%) | 0<br>( 0.0%) | 0<br>( 0.0%) | 0<br>( 0.0%) | 18<br>(100.0%) |
| T1 | 17<br>( 29.3%) | 1<br>( 1.7%) | 2<br>( 3.4%) | 19<br>( 32.8%) | 17<br>( 29.3%) | 0<br>( 0.0%) | 0<br>( 0.0%) | 0<br>( 0.0%) | 1<br>( 1.7%) | 1<br>( 1.7%) | 58<br>(100.0%) |
| T2 | 162<br>( 68.6%) | 19<br>( 8.1%) | 9<br>( 3.8%) | 16<br>( 6.8%) | 8<br>( 3.4%) | 8<br>( 3.4%) | 3<br>( 1.3%) | 3<br>( 1.3%) | 2<br>( 0.8%) | 6<br>( 2.5%) | 236<br>(100.0%) |
| T3 | 73<br>( 50.0%) | 39<br>( 26.7%) | 16<br>( 11.0%) | 1<br>( 0.7%) | 0<br>( 0.0%) | 7<br>( 4.8%) | 2<br>( 1.4%) | 2<br>( 1.4%) | 1<br>( 0.7%) | 5<br>( 3.4%) | 146<br>(100.0%) |
| T4 | 2<br>( 28.6%) | 1<br>( 14.3%) | 2<br>( 28.6%) | 0<br>( 0.0%) | 0<br>( 0.0%) | 0<br>( 0.0%) | 0<br>( 0.0%) | 0<br>( 0.0%) | 1<br>( 14.3%) | 1<br>( 14.3%) | 7<br>(100.0%) |
| T4a | 34<br>( 38.6%) | 37<br>( 42.0%) | 14<br>( 15.9%) | 0<br>( 0.0%) | 0<br>( 0.0%) | 0<br>( 0.0%) | 1<br>( 1.1%) | 1<br>( 1.1%) | 0<br>( 0.0%) | 1<br>( 1.1%) | 88<br>(100.0%) |
| T4b | 7<br>( 63.6%) | 1<br>( 9.1%) | 2<br>( 18.2%) | 0<br>( 0.0%) | 0<br>( 0.0%) | 0<br>( 0.0%) | 0<br>( 0.0%) | 0<br>( 0.0%) | 1<br>( 9.1%) | 0<br>( 0.0%) | 11<br>(100.0%) |
| TX | 0<br>( 0.0%) | 1<br>(100.0%) | 0<br>( 0.0%) | 0<br>( 0.0%) | 0<br>( 0.0%) | 0<br>( 0.0%) | 0<br>( 0.0%) | 0<br>( 0.0%) | 0<br>( 0.0%) | 0<br>( 0.0%) | 1<br>(100.0%) |
| 計 | 295<br>( 52.1%) | 99<br>( 17.5%) | 45<br>( 8.0%) | 44<br>( 7.8%) | 36<br>( 6.4%) | 15<br>( 2.7%) | 6<br>( 1.1%) | 6<br>( 1.1%) | 6<br>( 1.1%) | 14<br>( 2.5%) | 566<br>(100.0%) |

付4

## 4. 中咽頭
### 1）側壁（2,739例）

#### 原発巣治療法（T分類別）

| | 治療なし | CRTのみ | 手術のみ | 化療→CRT | 放治のみ | 手術→CRT | 化療→手術 | その他 | 不明 | 計 |
|---|---|---|---|---|---|---|---|---|---|---|
| T0 | 0 (0.0%) | 0 (0.0%) | 2 (40.0%) | 0 (0.0%) | 0 (0.0%) | 2 (40.0%) | 0 (0.0%) | 1 (20.0%) | 0 (0.0%) | 5 (100.0%) |
| Tis | 0 (0.0%) | 0 (0.0%) | 19 (90.5%) | 0 (0.0%) | 2 (9.5%) | 0 (0.0%) | 0 (0.0%) | 0 (0.0%) | 0 (0.0%) | 21 (100.0%) |
| T1 | 3 (0.7%) | 76 (17.8%) | 169 (39.5%) | 10 (2.3%) | 28 (6.5%) | 50 (11.7%) | 21 (4.9%) | 62 (14.5%) | 9 (2.1%) | 428 (100.0%) |
| T2 | 16 (1.3%) | 395 (32.6%) | 244 (20.1%) | 118 (9.7%) | 123 (10.1%) | 53 (4.4%) | 50 (4.1%) | 181 (14.9%) | 32 (2.6%) | 1,212 (100.0%) |
| T3 | 17 (3.6%) | 160 (34.0%) | 57 (12.1%) | 67 (14.2%) | 47 (10.0%) | 15 (3.2%) | 22 (4.7%) | 81 (17.2%) | 5 (1.1%) | 471 (100.0%) |
| T4 | 4 (17.4%) | 4 (17.4%) | 0 (0.0%) | 2 (8.7%) | 3 (13.0%) | 1 (4.3%) | 2 (8.7%) | 5 (21.7%) | 2 (8.7%) | 23 (100.0%) |
| T4a | 12 (3.0%) | 135 (33.8%) | 28 (7.0%) | 75 (18.8%) | 30 (7.5%) | 18 (4.5%) | 25 (6.3%) | 64 (16.0%) | 13 (3.3%) | 400 (100.0%) |
| T4b | 9 (5.9%) | 61 (40.1%) | 1 (0.7%) | 34 (22.4%) | 20 (13.2%) | 0 (0.0%) | 1 (0.7%) | 19 (12.5%) | 7 (4.6%) | 152 (100.0%) |
| TX | 2 (7.4%) | 1 (3.7%) | 5 (18.5%) | 0 (0.0%) | 2 (7.4%) | 8 (29.6%) | 1 (3.7%) | 7 (25.9%) | 1 (3.7%) | 27 (100.0%) |
| 計 | 63 (2.3%) | 832 (30.4%) | 525 (19.2%) | 306 (11.2%) | 255 (9.3%) | 147 (5.4%) | 122 (4.5%) | 419 (15.3%) | 69 (2.5%) | 2,739 (100.0%) |

#### 原発巣手術（T分類別）

| | 手術なし | 側壁片切 | 中咽頭切除，その他 | 側壁片切＋軟口蓋切除 | 側壁片切＋軟口蓋半切＋舌根半切 | 軟口蓋切除 | その他 | 不明 | 計 |
|---|---|---|---|---|---|---|---|---|---|
| T0 | 0 (0.0%) | 4 (80.0%) | 0 (0.0%) | 1 (20.0%) | 0 (0.0%) | 0 (0.0%) | 0 (0.0%) | 0 (0.0%) | 5 (100.0%) |
| Tis | 2 (9.5%) | 5 (23.8%) | 7 (33.3%) | 0 (0.0%) | 0 (0.0%) | 5 (23.8%) | 2 (9.5%) | 0 (0.0%) | 21 (100.0%) |
| T1 | 131 (30.6%) | 211 (49.3%) | 52 (12.1%) | 7 (1.6%) | 0 (0.0%) | 6 (1.4%) | 10 (2.3%) | 11 (2.6%) | 428 (100.0%) |
| T2 | 721 (59.5%) | 324 (26.7%) | 55 (4.5%) | 42 (3.5%) | 14 (1.2%) | 3 (0.2%) | 15 (1.2%) | 38 (3.1%) | 1,212 (100.0%) |
| T3 | 347 (73.7%) | 62 (13.2%) | 18 (3.8%) | 15 (3.2%) | 13 (2.8%) | 0 (0.0%) | 7 (1.5%) | 9 (1.9%) | 471 (100.0%) |
| T4 | 16 (69.6%) | 1 (4.3%) | 0 (0.0%) | 1 (4.3%) | 1 (4.3%) | 1 (4.3%) | 1 (4.3%) | 2 (8.7%) | 23 (100.0%) |
| T4a | 286 (71.5%) | 19 (4.8%) | 31 (7.8%) | 21 (5.3%) | 22 (5.5%) | 0 (0.0%) | 6 (1.5%) | 15 (3.8%) | 400 (100.0%) |
| T4b | 139 (91.4%) | 1 (0.7%) | 4 (2.6%) | 0 (0.0%) | 1 (0.7%) | 0 (0.0%) | 0 (0.0%) | 7 (4.6%) | 152 (100.0%) |
| TX | 6 (22.2%) | 11 (40.7%) | 8 (29.6%) | 0 (0.0%) | 0 (0.0%) | 0 (0.0%) | 0 (0.0%) | 2 (7.4%) | 27 (100.0%) |
| 計 | 1,648 (60.2%) | 638 (23.3%) | 175 (6.4%) | 87 (3.2%) | 51 (1.9%) | 15 (0.5%) | 41 (1.5%) | 84 (3.1%) | 2,739 (100.0%) |

## 2）上壁（431 例）

### 原発巣治療法（T 分類別）

| | 治療なし | 手術のみ | CRT のみ | 放治のみ | 化療→CRT | その他 | 不明 | 計 |
|---|---|---|---|---|---|---|---|---|
| T0 | 0 ( 0.0%) | 1 (100.0%) | 0 ( 0.0%) | 0 ( 0.0%) | 0 ( 0.0%) | 0 ( 0.0%) | 0 ( 0.0%) | 1 (100.0%) |
| Tis | 1 ( 5.6%) | 15 ( 83.3%) | 0 ( 0.0%) | 1 ( 5.6%) | 0 ( 0.0%) | 1 ( 5.6%) | 0 ( 0.0%) | 18 (100.0%) |
| T1 | 1 ( 0.8%) | 110 ( 83.3%) | 3 ( 2.3%) | 8 ( 6.1%) | 3 ( 2.3%) | 5 ( 3.8%) | 2 ( 1.5%) | 132 (100.0%) |
| T2 | 3 ( 1.8%) | 72 ( 43.1%) | 28 ( 16.8%) | 21 ( 12.6%) | 17 ( 10.2%) | 22 ( 13.2%) | 4 ( 2.4%) | 167 (100.0%) |
| T3 | 1 ( 1.6%) | 11 ( 17.2%) | 23 ( 35.9%) | 6 ( 9.4%) | 5 ( 7.8%) | 14 ( 21.9%) | 4 ( 6.3%) | 64 (100.0%) |
| T4 | 0 ( 0.0%) | 0 ( 0.0%) | 0 ( 0.0%) | 0 ( 0.0%) | 0 ( 0.0%) | 2 (100.0%) | 0 ( 0.0%) | 2 (100.0%) |
| T4a | 2 ( 7.4%) | 2 ( 7.4%) | 8 ( 29.6%) | 5 ( 18.5%) | 4 ( 14.8%) | 6 ( 22.2%) | 0 ( 0.0%) | 27 (100.0%) |
| T4b | 4 ( 22.2%) | 2 ( 11.1%) | 6 ( 33.3%) | 1 ( 5.6%) | 2 ( 11.1%) | 3 ( 16.7%) | 0 ( 0.0%) | 18 (100.0%) |
| TX | 1 ( 50.0%) | 0 ( 0.0%) | 0 ( 0.0%) | 0 ( 0.0%) | 0 ( 0.0%) | 1 ( 50.0%) | 0 ( 0.0%) | 2 (100.0%) |
| 計 | 13 ( 3.0%) | 213 ( 49.4%) | 68 ( 15.8%) | 42 ( 9.7%) | 31 ( 7.2%) | 54 ( 12.5%) | 10 ( 2.3%) | 431 (100.0%) |

### 原発巣手術（T 分類別）

| | 手術なし | 軟口蓋切除 | 口蓋垂切除 | 軟口蓋切除＋側壁片切 | 中咽頭切除,その他 | その他 | 不明 | 計 |
|---|---|---|---|---|---|---|---|---|
| T0 | 0 ( 0.0%) | 0 ( 0.0%) | 0 ( 0.0%) | 0 ( 0.0%) | 0 ( 0.0%) | 1 (100.0%) | 0 ( 0.0%) | 1 (100.0%) |
| Tis | 3 ( 16.7%) | 8 ( 44.4%) | 3 ( 16.7%) | 0 ( 0.0%) | 3 ( 16.7%) | 1 ( 5.6%) | 0 ( 0.0%) | 18 (100.0%) |
| T1 | 16 ( 12.1%) | 61 ( 46.2%) | 40 ( 30.3%) | 4 ( 3.0%) | 4 ( 3.0%) | 5 ( 3.8%) | 2 ( 1.5%) | 132 (100.0%) |
| T2 | 74 ( 44.3%) | 56 ( 33.5%) | 4 ( 2.4%) | 13 ( 7.8%) | 13 ( 7.8%) | 4 ( 2.4%) | 3 ( 1.8%) | 167 (100.0%) |
| T3 | 41 ( 64.1%) | 9 ( 14.1%) | 0 ( 0.0%) | 8 ( 12.5%) | 0 ( 0.0%) | 2 ( 3.1%) | 4 ( 6.3%) | 64 (100.0%) |
| T4 | 2 (100.0%) | 0 ( 0.0%) | 0 ( 0.0%) | 0 ( 0.0%) | 0 ( 0.0%) | 0 ( 0.0%) | 0 ( 0.0%) | 2 (100.0%) |
| T4a | 21 ( 77.8%) | 0 ( 0.0%) | 0 ( 0.0%) | 3 ( 11.1%) | 0 ( 0.0%) | 3 ( 11.1%) | 0 ( 0.0%) | 27 (100.0%) |
| T4b | 16 ( 88.9%) | 0 ( 0.0%) | 0 ( 0.0%) | 2 ( 11.1%) | 0 ( 0.0%) | 0 ( 0.0%) | 0 ( 0.0%) | 18 (100.0%) |
| TX | 2 (100.0%) | 0 ( 0.0%) | 0 ( 0.0%) | 0 ( 0.0%) | 0 ( 0.0%) | 0 ( 0.0%) | 0 ( 0.0%) | 2 (100.0%) |
| 計 | 175 ( 40.6%) | 134 ( 31.1%) | 47 ( 10.9%) | 30 ( 7.0%) | 20 ( 4.6%) | 15 ( 3.5%) | 9 ( 2.1%) | 431 (100.0%) |

## 3）前壁（1,120 例）

### 原発巣治療法（T 分類別）

| | 治療なし | CRT のみ | 手術のみ | 化療→CRT | 放治のみ | 手術→CRT | 化療のみ | その他 | 不明 | 計 |
|---|---|---|---|---|---|---|---|---|---|---|
| T0 | 0 | 0 | 0 | 0 | 0 | 0 | 0 | 0 | 0 | 0 |
| Tis | 0 ( 0.0%) | 0 ( 0.0%) | 11 ( 91.7%) | 0 ( 0.0%) | 1 ( 8.3%) | 0 ( 0.0%) | 0 ( 0.0%) | 0 ( 0.0%) | 0 ( 0.0%) | 12 (100.0%) |
| T1 | 5 ( 2.7%) | 34 ( 18.2%) | 71 ( 38.0%) | 10 ( 5.3%) | 29 ( 15.5%) | 5 ( 2.7%) | 3 ( 1.6%) | 23 ( 12.3%) | 7 ( 3.7%) | 187 (100.0%) |
| T2 | 8 ( 2.2%) | 112 ( 31.0%) | 77 ( 21.3%) | 35 ( 9.7%) | 34 ( 9.4%) | 16 ( 4.4%) | 10 ( 2.8%) | 58 ( 16.1%) | 11 ( 3.0%) | 361 (100.0%) |
| T3 | 4 ( 2.7%) | 52 ( 35.6%) | 29 ( 19.9%) | 18 ( 12.3%) | 13 ( 8.9%) | 3 ( 2.1%) | 3 ( 2.1%) | 20 ( 13.7%) | 4 ( 2.7%) | 146 (100.0%) |
| T4 | 4 ( 28.6%) | 2 ( 14.3%) | 0 ( 0.0%) | 0 ( 0.0%) | 1 ( 7.1%) | 0 ( 0.0%) | 0 ( 0.0%) | 5 ( 35.7%) | 2 ( 14.3%) | 14 (100.0%) |
| T4a | 12 ( 3.2%) | 124 ( 32.7%) | 57 ( 15.0%) | 47 ( 12.4%) | 26 ( 6.9%) | 13 ( 3.4%) | 19 ( 5.0%) | 72 ( 19.0%) | 9 ( 2.4%) | 379 (100.0%) |
| T4b | 1 ( 7.7%) | 3 ( 23.1%) | 0 ( 0.0%) | 4 ( 30.8%) | 1 ( 7.7%) | 0 ( 0.0%) | 2 ( 15.4%) | 2 ( 15.4%) | 0 ( 0.0%) | 13 (100.0%) |
| TX | 1 ( 12.5%) | 0 ( 0.0%) | 1 ( 12.5%) | 0 ( 0.0%) | 2 ( 25.0%) | 1 ( 12.5%) | 0 ( 0.0%) | 1 ( 12.5%) | 2 ( 25.0%) | 8 (100.0%) |
| 計 | 35 ( 3.1%) | 327 ( 29.2%) | 246 ( 22.0%) | 114 ( 10.2%) | 107 ( 9.6%) | 38 ( 3.4%) | 37 ( 3.3%) | 181 ( 16.2%) | 35 ( 3.1%) | 1,120 (100.0%) |

### 原発巣手術（T 分類別）

| | 手術なし | 舌根切除 | 中咽頭切除,その他 | 舌全摘 | 舌根・喉頭蓋切除 | 舌亜全摘 | 側壁片切＋軟口蓋半切＋舌根半切 | その他 | 不明 | 計 |
|---|---|---|---|---|---|---|---|---|---|---|
| T0 | 0 | 0 | 0 | 0 | 0 | 0 | 0 | 0 | 0 | 0 |
| Tis | 1 ( 8.3%) | 2 ( 16.7%) | 7 ( 58.3%) | 0 ( 0.0%) | 1 ( 8.3%) | 0 ( 0.0%) | 0 ( 0.0%) | 1 ( 8.3%) | 0 ( 0.0%) | 12 (100.0%) |
| T1 | 87 ( 46.5%) | 66 ( 35.3%) | 14 ( 7.5%) | 0 ( 0.0%) | 3 ( 1.6%) | 0 ( 0.0%) | 0 ( 0.0%) | 8 ( 4.3%) | 9 ( 4.8%) | 187 (100.0%) |
| T2 | 211 ( 58.4%) | 95 ( 26.3%) | 15 ( 4.2%) | 0 ( 0.0%) | 12 ( 3.3%) | 2 ( 0.6%) | 3 ( 0.8%) | 11 ( 3.0%) | 12 ( 3.3%) | 361 (100.0%) |
| T3 | 99 ( 67.8%) | 14 ( 9.6%) | 11 ( 7.5%) | 3 ( 2.1%) | 3 ( 2.1%) | 3 ( 2.1%) | 2 ( 1.4%) | 7 ( 4.8%) | 4 ( 2.7%) | 146 (100.0%) |
| T4 | 9 ( 64.3%) | 1 ( 7.1%) | 2 ( 14.3%) | 0 ( 0.0%) | 0 ( 0.0%) | 0 ( 0.0%) | 0 ( 0.0%) | 1 ( 7.1%) | 1 ( 7.1%) | 14 (100.0%) |
| T4a | 243 ( 64.1%) | 29 ( 7.7%) | 28 ( 7.4%) | 25 ( 6.6%) | 9 ( 2.4%) | 10 ( 2.6%) | 3 ( 0.8%) | 19 ( 5.0%) | 13 ( 3.4%) | 379 (100.0%) |
| T4b | 13 (100.0%) | 0 ( 0.0%) | 0 ( 0.0%) | 0 ( 0.0%) | 0 ( 0.0%) | 0 ( 0.0%) | 0 ( 0.0%) | 0 ( 0.0%) | 0 ( 0.0%) | 13 (100.0%) |
| TX | 3 ( 37.5%) | 0 ( 0.0%) | 1 ( 12.5%) | 0 ( 0.0%) | 0 ( 0.0%) | 0 ( 0.0%) | 0 ( 0.0%) | 2 ( 25.0%) | 2 ( 25.0%) | 8 (100.0%) |
| 計 | 666 ( 59.5%) | 207 ( 18.5%) | 78 ( 7.0%) | 28 ( 2.5%) | 28 ( 2.5%) | 15 ( 1.3%) | 8 ( 0.7%) | 49 ( 4.4%) | 41 ( 3.7%) | 1,120 (100.0%) |

## 5. 上咽頭（901 例）

### 原発巣治療方法（T 分類別）

| | 治療なし | CRT のみ | CRT→化療 | 放治のみ | 化療→CRT | 化療のみ | その他 | 不明 | 計 |
|---|---|---|---|---|---|---|---|---|---|
| T0 | 0 ( 0.0%) | 1 (100.0%) | 0 ( 0.0%) | 0 ( 0.0%) | 0 ( 0.0%) | 0 ( 0.0%) | 0 ( 0.0%) | 0 ( 0.0%) | 1 (100.0%) |
| T1 | 3 ( 1.2%) | 125 ( 50.6%) | 35 ( 14.2%) | 38 ( 15.4%) | 17 ( 6.9%) | 0 ( 0.0%) | 18 ( 7.3%) | 11 ( 4.5%) | 247 (100.0%) |
| T2 | 5 ( 2.1%) | 133 ( 55.6%) | 30 ( 12.6%) | 26 ( 10.9%) | 20 ( 8.4%) | 5 ( 2.1%) | 12 ( 5.0%) | 8 ( 3.3%) | 239 (100.0%) |
| T3 | 3 ( 2.0%) | 81 ( 54.0%) | 26 ( 17.3%) | 9 ( 6.0%) | 15 ( 10.0%) | 2 ( 1.3%) | 5 ( 3.3%) | 9 ( 6.0%) | 150 (100.0%) |
| T4 | 9 ( 3.5%) | 99 ( 38.7%) | 31 ( 12.1%) | 35 ( 13.7%) | 47 ( 18.4%) | 14 ( 5.5%) | 12 ( 4.7%) | 9 ( 3.5%) | 256 (100.0%) |
| T4a | 0 ( 0.0%) | 0 ( 0.0%) | 0 ( 0.0%) | 0 ( 0.0%) | 0 ( 0.0%) | 0 ( 0.0%) | 1 (100.0%) | 0 ( 0.0%) | 1 (100.0%) |
| TX | 0 ( 0.0%) | 1 ( 14.3%) | 0 ( 0.0%) | 0 ( 0.0%) | 1 ( 14.3%) | 0 ( 0.0%) | 5 ( 71.4%) | 0 ( 0.0%) | 7 (100.0%) |
| 計 | 20 ( 2.2%) | 440 ( 48.8%) | 122 ( 13.5%) | 108 ( 12.0%) | 100 ( 11.1%) | 21 ( 2.3%) | 53 ( 5.9%) | 37 ( 4.1%) | 901 (100.0%) |

### 原発巣手術（T 分類別）

| | 手術なし | 軟口蓋切除 | 上咽頭部切 | 頭蓋底郭清 | その他 | 不明 | 計 |
|---|---|---|---|---|---|---|---|
| T0 | 1 (100.0%) | 0 ( 0.0%) | 0 ( 0.0%) | 0 ( 0.0%) | 0 ( 0.0%) | 0 ( 0.0%) | 1 (100.0%) |
| T1 | 222 ( 89.9%) | 1 ( 0.4%) | 0 ( 0.0%) | 0 ( 0.0%) | 11 ( 4.5%) | 13 ( 5.3%) | 247 (100.0%) |
| T2 | 227 ( 95.0%) | 1 ( 0.4%) | 0 ( 0.0%) | 0 ( 0.0%) | 3 ( 1.3%) | 8 ( 3.3%) | 239 (100.0%) |
| T3 | 140 ( 93.3%) | 0 ( 0.0%) | 0 ( 0.0%) | 1 ( 0.7%) | 0 ( 0.0%) | 9 ( 6.0%) | 150 (100.0%) |
| T4 | 247 ( 96.5%) | 0 ( 0.0%) | 0 ( 0.0%) | 0 ( 0.0%) | 0 ( 0.0%) | 9 ( 3.5%) | 256 (100.0%) |
| T4a | 0 ( 0.0%) | 0 ( 0.0%) | 0 ( 0.0%) | 0 ( 0.0%) | 1 (100.0%) | 0 ( 0.0%) | 1 (100.0%) |
| TX | 4 ( 57.1%) | 0 ( 0.0%) | 1 ( 14.3%) | 0 ( 0.0%) | 2 ( 28.6%) | 0 ( 0.0%) | 7 (100.0%) |
| 計 | 841 ( 93.3%) | 2 ( 0.2%) | 1 ( 0.1%) | 1 ( 0.1%) | 17 ( 1.9%) | 39 ( 4.3%) | 901 (100.0%) |

## 6. 鼻副鼻腔（上顎洞を除く）（879 例）

### 原発巣治療法（T 分類別）

| | 治療なし | 手術のみ | CRT のみ | 放治のみ | 手術→放治 | 化療→CRT | 手術→CRT | その他 | 不明 | 計 |
|---|---|---|---|---|---|---|---|---|---|---|
| Tis | 0 ( 0.0%) | 4 ( 66.7%) | 0 ( 0.0%) | 0 ( 0.0%) | 0 ( 0.0%) | 0 ( 0.0%) | 0 ( 0.0%) | 2 ( 33.3%) | 0 ( 0.0%) | 6 (100.0%) |
| T1 | 2 ( 1.5%) | 66 ( 49.6%) | 6 ( 4.5%) | 23 ( 17.3%) | 17 ( 12.8%) | 0 ( 0.0%) | 5 ( 3.8%) | 12 ( 9.0%) | 2 ( 1.5%) | 133 (100.0%) |
| T2 | 1 ( 0.8%) | 42 ( 33.9%) | 19 ( 15.3%) | 7 ( 5.6%) | 27 ( 21.8%) | 2 ( 1.6%) | 6 ( 4.8%) | 15 ( 12.1%) | 5 ( 4.0%) | 124 (100.0%) |
| T3 | 6 ( 4.2%) | 26 ( 18.3%) | 26 ( 18.3%) | 16 ( 11.3%) | 18 ( 12.7%) | 2 ( 1.4%) | 7 ( 4.9%) | 34 ( 23.9%) | 7 ( 4.9%) | 142 (100.0%) |
| T4 | 4 ( 11.4%) | 2 ( 5.7%) | 6 ( 17.1%) | 9 ( 25.7%) | 4 ( 11.4%) | 0 ( 0.0%) | 0 ( 0.0%) | 9 ( 25.7%) | 1 ( 2.9%) | 35 (100.0%) |
| T4a | 7 ( 3.9%) | 24 ( 13.3%) | 35 ( 19.3%) | 29 ( 16.0%) | 24 ( 13.3%) | 8 ( 4.4%) | 11 ( 6.1%) | 37 ( 20.4%) | 6 ( 3.3%) | 181 (100.0%) |
| T4b | 14 ( 6.2%) | 6 ( 2.7%) | 54 ( 24.0%) | 48 ( 21.3%) | 9 ( 4.0%) | 26 ( 11.6%) | 6 ( 2.7%) | 53 ( 23.6%) | 9 ( 4.0%) | 225 (100.0%) |
| TX | 3 ( 9.1%) | 13 ( 39.4%) | 3 ( 9.1%) | 7 ( 21.2%) | 1 ( 3.0%) | 0 ( 0.0%) | 1 ( 3.0%) | 5 ( 15.2%) | 0 ( 0.0%) | 33 (100.0%) |
| 計 | 37 ( 4.2%) | 183 ( 20.8%) | 149 ( 17.0%) | 139 ( 15.8%) | 100 ( 11.4%) | 38 ( 4.3%) | 36 ( 4.1%) | 167 ( 19.0%) | 30 ( 3.4%) | 879 (100.0%) |

### 原発巣手術（T 分類別）

| | 手術なし | 上顎部切 | 頭蓋底郭清 | 上顎切除,その他 | 上顎全摘 | 上顎拡大全摘 | その他 | 不明 | 計 |
|---|---|---|---|---|---|---|---|---|---|
| Tis | 0 ( 0.0%) | 1 ( 16.7%) | 0 ( 0.0%) | 0 ( 0.0%) | 0 ( 0.0%) | 0 ( 0.0%) | 5 ( 83.3%) | 0 ( 0.0%) | 6 (100.0%) |
| T1 | 33 ( 24.8%) | 5 ( 3.8%) | 1 ( 0.8%) | 4 ( 3.0%) | 0 ( 0.0%) | 0 ( 0.0%) | 88 ( 66.2%) | 2 ( 1.5%) | 133 (100.0%) |
| T2 | 35 ( 28.2%) | 9 ( 7.3%) | 5 ( 4.0%) | 7 ( 5.6%) | 1 ( 0.8%) | 0 ( 0.0%) | 62 ( 50.0%) | 5 ( 4.0%) | 124 (100.0%) |
| T3 | 60 ( 42.3%) | 21 ( 14.8%) | 3 ( 2.1%) | 9 ( 6.3%) | 4 ( 2.8%) | 0 ( 0.0%) | 38 ( 26.8%) | 7 ( 4.9%) | 142 (100.0%) |
| T4 | 25 ( 71.4%) | 1 ( 2.9%) | 1 ( 2.9%) | 2 ( 5.7%) | 0 ( 0.0%) | 0 ( 0.0%) | 5 ( 14.3%) | 1 ( 2.9%) | 35 (100.0%) |
| T4a | 90 ( 49.7%) | 8 ( 4.4%) | 18 ( 9.9%) | 6 ( 3.3%) | 3 ( 1.7%) | 6 ( 3.3%) | 42 ( 23.2%) | 8 ( 4.4%) | 181 (100.0%) |
| T4b | 183 ( 81.3%) | 2 ( 0.9%) | 15 ( 6.7%) | 0 ( 0.0%) | 0 ( 0.0%) | 2 ( 0.9%) | 13 ( 5.8%) | 10 ( 4.4%) | 225 (100.0%) |
| TX | 15 ( 45.5%) | 4 ( 12.1%) | 1 ( 3.0%) | 0 ( 0.0%) | 0 ( 0.0%) | 0 ( 0.0%) | 13 ( 39.4%) | 0 ( 0.0%) | 33 (100.0%) |
| 計 | 441 ( 50.2%) | 51 ( 5.8%) | 44 ( 5.0%) | 28 ( 3.2%) | 8 ( 0.9%) | 8 ( 0.9%) | 266 ( 30.3%) | 33 ( 3.8%) | 879 (100.0%) |

## 7. 上顎洞（1,088例）

### 原発巣治療方法（T分類別）

| | 治療なし | CRTのみ | 手術のみ | CRT→手術 | 放治のみ | 手術→放治 | 手術→CRT | その他 | 不明 | 計 |
|---|---|---|---|---|---|---|---|---|---|---|
| T1 | 0 (0.0%) | 0 (0.0%) | 8 (50.0%) | 2 (12.5%) | 0 (0.0%) | 6 (37.5%) | 0 (0.0%) | 0 (0.0%) | 0 (0.0%) | 16 (100.0%) |
| T2 | 3 (5.0%) | 13 (21.7%) | 13 (21.7%) | 1 (1.7%) | 5 (8.3%) | 10 (16.7%) | 1 (1.7%) | 11 (18.3%) | 3 (5.0%) | 60 (100.0%) |
| T3 | 4 (1.4%) | 82 (28.3%) | 40 (13.8%) | 31 (10.7%) | 8 (2.8%) | 21 (7.2%) | 31 (10.7%) | 59 (20.3%) | 14 (4.8%) | 290 (100.0%) |
| T4 | 1 (3.1%) | 5 (15.6%) | 1 (3.1%) | 3 (9.4%) | 4 (12.5%) | 3 (9.4%) | 1 (3.1%) | 12 (37.5%) | 2 (6.3%) | 32 (100.0%) |
| T4a | 14 (2.7%) | 190 (37.0%) | 44 (8.6%) | 47 (9.2%) | 36 (7.0%) | 29 (5.7%) | 23 (4.5%) | 111 (21.6%) | 19 (3.7%) | 513 (100.0%) |
| T4b | 11 (6.3%) | 79 (44.9%) | 2 (1.1%) | 4 (2.3%) | 24 (13.6%) | 3 (1.7%) | 6 (3.4%) | 42 (23.9%) | 5 (2.8%) | 176 (100.0%) |
| TX | 0 (0.0%) | 0 (0.0%) | 0 (0.0%) | 0 (0.0%) | 0 (0.0%) | 1 (100.0%) | 0 (0.0%) | 0 (0.0%) | 0 (0.0%) | 1 (100.0%) |
| 計 | 33 (3.0%) | 369 (33.9%) | 108 (9.9%) | 88 (8.1%) | 77 (7.1%) | 73 (6.7%) | 62 (5.7%) | 235 (21.6%) | 43 (4.0%) | 1,088 (100.0%) |

### 原発巣手術（T分類別）

| | 手術なし | 全摘 | 部切 | 拡大全摘 | 頭蓋底郭清 | その他 | 不明 | 計 |
|---|---|---|---|---|---|---|---|---|
| T0 | 0 | 0 | 0 | 0 | 0 | 0 | 0 | 0 |
| T1 | 0 (0.0%) | 1 (6.3%) | 7 (43.8%) | 0 (0.0%) | 0 (0.0%) | 8 (50.0%) | 0 (0.0%) | 16 (100.0%) |
| T2 | 23 (38.3%) | 9 (15.0%) | 19 (31.7%) | 0 (0.0%) | 1 (1.7%) | 6 (10.0%) | 2 (3.3%) | 60 (100.0%) |
| T3 | 113 (39.0%) | 84 (29.0%) | 47 (16.2%) | 8 (2.8%) | 0 (0.0%) | 22 (7.6%) | 16 (5.5%) | 290 (100.0%) |
| T4 | 20 (62.5%) | 5 (15.6%) | 0 (0.0%) | 2 (6.3%) | 1 (3.1%) | 0 (0.0%) | 4 (12.5%) | 32 (100.0%) |
| T4a | 298 (58.1%) | 85 (16.6%) | 35 (6.8%) | 47 (9.2%) | 11 (2.1%) | 18 (3.5%) | 19 (3.7%) | 513 (100.0%) |
| T4b | 143 (81.3%) | 2 (1.1%) | 9 (5.1%) | 6 (3.4%) | 5 (2.8%) | 6 (3.4%) | 5 (2.8%) | 176 (100.0%) |
| TX | 0 (0.0%) | 0 (0.0%) | 1 (100.0%) | 0 (0.0%) | 0 (0.0%) | 0 (0.0%) | 0 (0.0%) | 1 (100.0%) |
| 計 | 597 (54.9%) | 186 (17.1%) | 118 (10.8%) | 63 (5.8%) | 18 (1.7%) | 60 (5.5%) | 46 (4.2%) | 1,088 (100.0%) |

## 8. 大唾液腺（1,582 例）

### 原発巣治療法（T 分類別）

| | 治療なし | 手術のみ | 手術→放治 | 手術→CRT | 化療のみ | CRTのみ | その他 | 不明 | 合計 |
|---|---|---|---|---|---|---|---|---|---|
| T0 | 0<br>( 0.0%) | 3<br>( 50.0%) | 2<br>( 33.3%) | 1<br>( 16.7%) | 0<br>( 0.0%) | 0<br>( 0.0%) | 0<br>( 0.0%) | 0<br>( 0.0%) | 6<br>(100.0%) |
| T1 | 1<br>( 0.5%) | 145<br>( 70.4%) | 28<br>( 13.6%) | 6<br>( 2.9%) | 1<br>( 0.5%) | 1<br>( 0.5%) | 12<br>( 5.8%) | 12<br>( 5.8%) | 206<br>(100.0%) |
| T2 | 4<br>( 0.8%) | 275<br>( 52.3%) | 152<br>( 28.9%) | 32<br>( 6.1%) | 10<br>( 1.9%) | 7<br>( 1.3%) | 29<br>( 5.5%) | 17<br>( 3.2%) | 526<br>(100.0%) |
| T3 | 6<br>( 1.7%) | 143<br>( 39.5%) | 109<br>( 30.1%) | 41<br>( 11.3%) | 10<br>( 2.8%) | 3<br>( 0.8%) | 37<br>( 10.2%) | 13<br>( 3.6%) | 362<br>(100.0%) |
| T4 | 2<br>( 7.1%) | 4<br>( 14.3%) | 9<br>( 32.1%) | 0<br>( 0.0%) | 3<br>( 10.7%) | 1<br>( 3.6%) | 6<br>( 21.4%) | 3<br>( 10.7%) | 28<br>(100.0%) |
| T4a | 18<br>( 4.9%) | 101<br>( 27.3%) | 115<br>( 31.1%) | 47<br>( 12.7%) | 13<br>( 3.5%) | 10<br>( 2.7%) | 53<br>( 14.3%) | 13<br>( 3.5%) | 370<br>(100.0%) |
| T4b | 7<br>( 14.3%) | 3<br>( 6.1%) | 5<br>( 10.2%) | 1<br>( 2.0%) | 2<br>( 4.1%) | 8<br>( 16.3%) | 21<br>( 42.9%) | 2<br>( 4.1%) | 49<br>(100.0%) |
| TX | 1<br>( 2.9%) | 21<br>( 60.0%) | 5<br>( 14.3%) | 2<br>( 5.7%) | 0<br>( 0.0%) | 1<br>( 2.9%) | 2<br>( 5.7%) | 3<br>( 8.6%) | 35<br>(100.0%) |
| 計 | 39<br>( 2.5%) | 695<br>( 43.9%) | 425<br>( 26.9%) | 130<br>( 8.2%) | 39<br>( 2.5%) | 31<br>( 2.0%) | 160<br>( 10.1%) | 63<br>( 4.0%) | 1,582<br>(100.0%) |

### 原発巣手術（T 分類別）

| | 手術なし | 耳下腺全摘 | 顎下腺切除 | 耳下腺浅葉切除 | 耳下腺拡大全摘 | その他 | 不明 | 合計 |
|---|---|---|---|---|---|---|---|---|
| T0 | 0<br>( 0.0%) | 0<br>( 0.0%) | 1<br>( 16.7%) | 4<br>( 66.7%) | 0<br>( 0.0%) | 1<br>( 16.7%) | 0<br>( 0.0%) | 6<br>(100.0%) |
| T1 | 6<br>( 2.9%) | 25<br>( 12.1%) | 59<br>( 28.6%) | 58<br>( 28.2%) | 3<br>( 1.5%) | 44<br>( 21.4%) | 11<br>( 5.3%) | 206<br>(100.0%) |
| T2 | 29<br>( 5.5%) | 108<br>( 20.5%) | 113<br>( 21.5%) | 142<br>( 27.0%) | 23<br>( 4.4%) | 95<br>( 18.1%) | 16<br>( 3.0%) | 526<br>(100.0%) |
| T3 | 30<br>( 8.3%) | 101<br>( 27.9%) | 102<br>( 28.2%) | 45<br>( 12.4%) | 29<br>( 8.0%) | 42<br>( 11.6%) | 13<br>( 3.6%) | 362<br>(100.0%) |
| T4 | 8<br>( 28.6%) | 6<br>( 21.4%) | 3<br>( 10.7%) | 0<br>( 0.0%) | 4<br>( 14.3%) | 4<br>( 14.3%) | 3<br>( 10.7%) | 28<br>(100.0%) |
| T4a | 69<br>( 18.6%) | 102<br>( 27.6%) | 28<br>( 7.6%) | 14<br>( 3.8%) | 114<br>( 30.8%) | 31<br>( 8.4%) | 12<br>( 3.2%) | 370<br>(100.0%) |
| T4b | 39<br>( 79.6%) | 1<br>( 2.0%) | 1<br>( 2.0%) | 0<br>( 0.0%) | 4<br>( 8.2%) | 3<br>( 6.1%) | 1<br>( 2.0%) | 49<br>(100.0%) |
| TX | 2<br>( 5.7%) | 5<br>( 14.3%) | 6<br>( 17.1%) | 11<br>( 31.4%) | 1<br>( 2.9%) | 7<br>( 20.0%) | 3<br>( 8.6%) | 35<br>(100.0%) |
| 計 | 183<br>( 11.6%) | 348<br>( 22.0%) | 313<br>( 19.8%) | 274<br>( 17.3%) | 178<br>( 11.3%) | 227<br>( 14.3%) | 59<br>( 3.7%) | 1,582<br>(100.0%) |

## 頭頸部癌取扱い規約

| | |
|---|---|
| 1982年12月20日 | 第1版発行 |
| 1991年11月30日 | 第2版発行 |
| 2001年11月10日 | 第3版発行 |
| 2005年10月 1日 | 第4版発行 |
| 2012年 6月 7日 | 第5版発行 |
| 2018年 1月30日 | 第6版発行 |
| 2019年12月20日 | 第6版補訂版第1刷発行 |
| 2022年 5月25日 | 第2刷発行 |

編　者　日本頭頸部癌学会

発行者　福村　直樹

発行所　金原出版株式会社

〒113-0034 東京都文京区湯島2-31-14
電話　編集　(03)3811-7162
　　　営業　(03)3811-7184
FAX　　　　(03)3813-0288
振替口座　00120-4-151494
http://www.kanehara-shuppan.co.jp/

Ⓒ日本頭頸部癌学会, 1982, 2019

検印省略

Printed in Japan

ISBN 978-4-307-20406-4

印刷・製本：三報社印刷

**JCOPY** ＜出版者著作権管理機構委託出版物＞
本書の無断複製は著作権法上での例外を除き禁じられています。複製される場合は，そのつど事前に，出版者著作権管理機構（電話 03-5244-5088, FAX 03-5244-5089, e-mail：info@jcopy.or.jp）の許諾を得てください。

小社は捺印または貼付紙をもって定価を変更致しません。
乱丁，落丁のものはお買上げ書店または小社にてお取り替えいたします。

**WEBアンケートにご協力ください**
読者アンケート（所要時間約3分）にご協力いただいた方の中から抽選で毎月10名の方に図書カード1,000円分を贈呈いたします。
アンケート回答はこちらから ➡
https://forms.gle/U6Pa7JzJGfrvaDof8

# 金原出版【取扱い規約】
### 2021年9月 最新情報

| 書名 | 版 | 編者 | 定価 |
|---|---|---|---|
| 領域横断的がん取扱い規約 | 第1版 | 日本癌治療学会/日本病理学会 編 | 定価9,350円（本体8,500円+税10%） |
| 癌取扱い規約 −抜粋− 消化器癌・乳癌 | 第13版 | 金原出版 編集部 編 | 定価4,180円（本体3,800円+税10%） |
| 婦人科がん取扱い規約 抜粋 | 第3版 | 日本産科婦人科学会/日本病理学会 日本医学放射線学会/日本放射線腫瘍学会 編 | 定価4,620円（本体4,200円+税10%） |
| 臨床病理 食道癌取扱い規約 | 第11版 | 日本食道学会 編 | 定価4,180円（本体3,800円+税10%） |
| 食道アカラシア取扱い規約 | 第4版 | 日本食道学会 編 | 定価2,200円（本体2,000円+税10%） |
| 胃癌取扱い規約 | 第15版 | 日本胃癌学会 編 | 定価4,180円（本体3,800円+税10%） |
| 大腸癌取扱い規約 | 第9版 | 大腸癌研究会 編 | 定価4,180円（本体3,800円+税10%） |
| 門脈圧亢進症取扱い規約 | 第3版 | 日本門脈圧亢進症学会 編 | 定価5,060円（本体4,600円+税10%） |
| 臨床病理 原発性肝癌取扱い規約 | 第6版補訂版 | 日本肝癌研究会 編 | 定価3,850円（本体3,500円+税10%） |
| 臨床病理 胆道癌取扱い規約 | 第7版 | 日本肝胆膵外科学会 編 | 定価4,290円（本体3,900円+税10%） |
| 膵癌取扱い規約 | 第7版増補版 | 日本膵臓学会 編 | 定価4,180円（本体3,800円+税10%） |
| 臨床病理 脳腫瘍取扱い規約 | 第4版 | 日本脳神経外科学会/日本病理学会 編 | 定価11,000円（本体10,000円+税10%） |
| 頭頸部癌取扱い規約 | 第6版補訂版 | 日本頭頸部癌学会 編 | 定価3,960円（本体3,600円+税10%） |
| 甲状腺癌取扱い規約 | 第8版 | 日本内分泌外科学会/日本甲状腺病理学会 編 | 定価3,740円（本体3,400円+税10%） |
| 臨床病理 肺癌取扱い規約 | 第8版補訂版 | 日本肺癌学会 編 | 定価7,370円（本体6,700円+税10%） |
| 中皮腫瘍取扱い規約 | 第1版 | 石綿・中皮腫研究会/日本中皮腫研究機構/日本肺癌学会 編 | 定価4,400円（本体4,000円+税10%） |
| 臨床病理 乳癌取扱い規約 | 第18版 | 日本乳癌学会 編 | 定価4,400円（本体4,000円+税10%） |
| 皮膚悪性腫瘍取扱い規約 | 第2版 | 日本皮膚悪性腫瘍学会 編 | 定価7,700円（本体7,000円+税10%） |
| 整形外科病理 悪性骨腫瘍取扱い規約 | 第4版 | 日本整形外科学会/日本病理学会 編 | 定価7,700円（本体7,000円+税10%） |
| 整形外科病理 悪性軟部腫瘍取扱い規約 | 第3版 | 日本整形外科学会/骨・軟部腫瘍委員会 編 | 定価7,480円（本体6,800円+税10%） |
| 子宮頸癌取扱い規約【臨床編】 | 第4版 | 日本産科婦人科学会/日本病理学会 日本医学放射線学会/日本放射線腫瘍学会 編 | 定価4,400円（本体4,000円+税10%） |
| 子宮頸癌取扱い規約【病理編】 | 第4版 | 日本産科婦人科学会/日本病理学会 編 | 定価4,400円（本体4,000円+税10%） |
| 子宮体癌取扱い規約【病理編】 | 第4版 | 日本産科婦人科学会/日本病理学会 編 | 定価4,400円（本体4,000円+税10%） |
| 子宮内膜症取扱い規約 第2部【診療編】 | 第3版 | 日本産科婦人科学会 編 | 定価4,950円（本体4,500円+税10%） |
| 卵巣腫瘍・卵管癌・腹膜癌取扱い規約【臨床編】 | 第1版 | 日本産科婦人科学会/日本病理学会 編 | 定価2,750円（本体2,500円+税10%） |
| 卵巣腫瘍・卵管癌・腹膜癌取扱い規約【病理編】 | 第1版 | 日本産科婦人科学会/日本病理学会 編 | 定価7,150円（本体6,500円+税10%） |
| 絨毛性疾患取扱い規約 | 第3版 | 日本産科婦人科学会/日本病理学会 編 | 定価4,400円（本体4,000円+税10%） |
| 腎生検病理診断取扱い規約 | 第1版 | 日本腎病理協会/日本腎臓学会腎病理標準化委員会 編 | 定価4,400円（本体4,000円+税10%） |
| 副腎腫瘍取扱い規約 | 第3版 | 日本泌尿器科学会/日本病理学会/他 編 | 定価4,400円（本体4,000円+税10%） |
| 精巣腫瘍取扱い規約 | 第4版 | 日本泌尿器科学会/日本病理学会/他 編 | 定価4,400円（本体4,000円+税10%） |
| 口腔癌取扱い規約 | 第2版 | 日本口腔腫瘍学会 編 | 定価4,180円（本体3,800円+税10%） |
| 造血器腫瘍取扱い規約 | 第1版 | 日本血液学会/日本リンパ網内系学会 編 | 定価6,160円（本体5,600円+税10%） |

金原出版　〒113-0034 東京都文京区湯島2-31-14　TEL03-3811-7184（営業部直通）FAX03-3813-0288
本の詳細、ご注文等はこちらから　https://www.kanehara-shuppan.co.jp/